Rhoda Erdmann (1870–1935)

**Hefte zur Geschichte der Charité – Universitätsmedizin Berlin**

Herausgegeben von
Thomas Beddies und Heinz-Peter Schmiedebach

Heft 2

HANS-CHRISTIAN JASCH

# Rhoda Erdmann (1870–1935)

## Leben und Karriere einer frühen Krebsforscherin zwischen internationaler Anerkennung und nationaler Marginalisierung

be.bra
wissenschaft verlag

Gefördert mit Mitteln der Stiftung Deutsche Klassenlotterie Berlin.

Die Umschlagseite vorn zeigt Rhoda Erdmann an ihrem Arbeitsplatz, um 1929.

Bibliografische Information der Deutschen Nationalbibliothek
Die Deutsche Nationalbibliothek verzeichnet diese Publikation
in der Deutschen Nationalbibliografie; detaillierte bibliografische
Daten sind im Internet über http://dnb.d-nb.de abrufbar.


be.bra wissenschaft verlag GmbH
Berlin-Brandenburg, 2017
KulturBrauerei Haus 2
Schönhauser Allee 37, 10435 Berlin
Lektorat: Matthias Zimmermann, Berlin
Umschlag und Satz: typegerecht, Berlin
Schrift: Minion Pro 10,5/14 pt
Druck und Bindung: Elbe Druckerei, Wittenberg
ISBN 978-3-95410-206-8

www.bebra-wissenschaft.de

## EINLEITUNG

Rhoda Erdmann ist in mehrfacher Hinsicht eine Ausnahmeerscheinung: Sie war nicht nur eine Pionierin des Frauenstudiums, sondern wurde in den 1920er-Jahren auch eine Art »role model« für Wissenschaftlerinnen.[1] Zudem ist sie Mitbegründerin eines neuen interdisziplinären Wissenschaftszweiges: der Zellforschung oder Cytologie, die aus der Zoologie entstand, jedoch auch zentrale Bedeutung für die Krebsforschung erlangte. Ferner ist Rhoda Erdmanns Wissenschaftskarriere von einem wohl erst heute als selbstverständlich erscheinenden Grad von Internationalität und Vernetzung moderner Forschung gekennzeichnet. Auch hier war sie Pionierin, obschon dies in ihrem Fall eher aus der Not geboren war, da sie als Frau im wilhelminischen Deutschland zunächst nur sehr eingeschränkt wissenschaftlich arbeiten konnte und deswegen in die USA ging. Ihre internationale Spitzenforschung entwickelte Rhoda Erdmann dann jedoch mit äußerst bescheidenen Mitteln in den 1920er-Jahren des vergangenen Jahrhunderts in zwei Räumen im Vorderhaus der Berliner Luisenstraße 9, die zunächst noch nicht einmal über elektrisches Licht und fließendes Wasser verfügten.

Obwohl Rhoda Erdmann weder »jüdischer Herkunft« noch Sozialistin oder Sozialdemokratin war, wurde sie nach der nationalsozialistischen Machtübernahme von der damaligen Friedrich-Wilhelms-Universität entlassen, da sie ihren jüdischen Assistenten geholfen haben soll, im Ausland »unterzukommen«. Zwar leisteten auch männliche Kollegen verdrängten Wissenschaftlern Unterstützung; für sie scheint dies jedoch meist nicht dieselben Konsequenzen gehabt zu haben wie für Rhoda Erdmann, die im Herbst 1933 zunächst zwangspensioniert wurde, bevor ihre Zwangspensionierung dann in eine Emeritierung umgewandelt wurde. Gesundheitlich angegriffen und wohl auch zutiefst gekränkt und verstört, verstarb sie nur kurze Zeit später im August 1935.

## FRÜHER WERDEGANG

Rhoda Erdmann hatte keine einfache Kindheit.[2] Sie wuchs in Hamburg auf, wo ihr Vater als Kommunalpolitiker und Lehrer (Theologie und Philosophie) an einer höheren Mädchenschule tätig war. Als sie 13 Jahre alt war, starb ihre Mutter, und sie musste die Sorge für vier weitere jüngere Geschwister übernehmen. Durch den Hausunterricht, den der Vater seinen Kindern erteilte, eröffnete sich für Rhoda und ihre Schwester Berta der Weg zu einer »höheren Bildung«. Dies war damals für junge Frauen keineswegs selbstverständlich. Zudem war Rhoda aufgrund unglücklicher Lebensumstände gezwungen, sehr früh auf eigenen Beinen zu stehen und sich ihren Weg zu erkämpfen. Ihr Vater galt nach dem Tod der Mutter als »schwermütig«, und Rhodas Verlöbnis mit einem Mann scheiterte, weil dieser als »geisteskrank« in eine Anstalt eingewiesen wurde. 1926 hat Rhoda Erdmann eine Art Selbstbildnis über ihren Weg in die Wissenschaft verfasst, das 1928 in Elga Kerns Buch »Führende Frauen Europas«[3] erschien und einen Blick auf ihre Ausnahmekarriere eröffnet: »Nachdem ich die Schule verlassen und die übliche Pensionsausbildung der höheren Töchter hinter mir hatte, besuchte ich für ein Jahr das Lehrerinnenseminar der Klosterschule und machte dann mein Lehrerinnen-Examen für höhere und mittlere Mädchenschulen. Aber ich hatte noch keine Neigung, zu unterrichten, sondern wollte mir lieber die Welt ansehen. So war ich längere Zeit zu Besuch in England und nahm dann, als ich älter wurde, eine Stelle in einem rumänischen Mädchengymnasium an. Aber ich fühlte doch, als ich im Jahre 1899 etwas seßhafter wurde und in den Hamburger Volksschuldienst eintrat, daß die Kenntnisse, die ich mir erworben hatte, mich nicht so ausfüllten, daß ich schon daran denken konnte, anderen ein Führer zu sein.«[4]

So fehlte ihr zunächst noch das Selbstbewusstsein für eine Karriere als Wissenschaftlerin. Frauen waren damals in Preußen

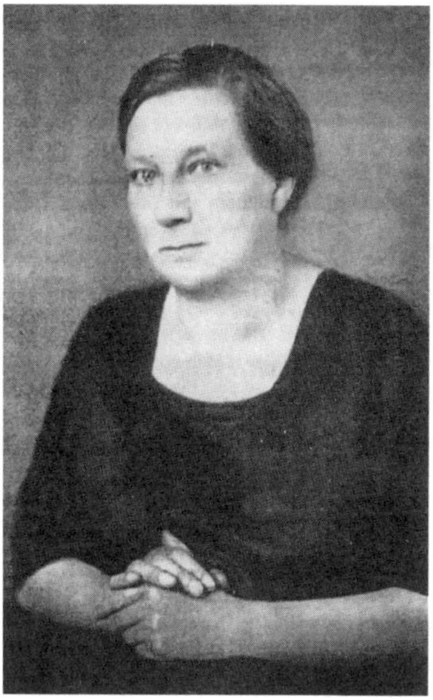

Rhoda Erdmann, veröffentlicht in: Zeitbilder 5, 1927

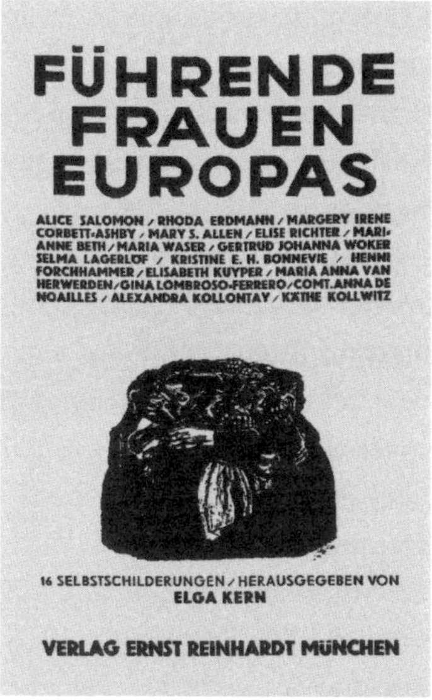


In den Jahren 1928 und 1930 brachte die Publizistin Elga Kern im Ernst Reinhardt Verlag in zwei Bänden 40 Biogramme »Führende(r) Frauen Europas« heraus, darunter auch eine autobiografische Beschreibung Rhoda Erdmanns und ihres Werdegangs

noch nicht einmal zum Universitätsstudium zugelassen. Rhoda Erdmann hatte für ihren Weg keine Vorbilder, sie musste selbst ein Vorbild werden. Volksschullehrerin wollte sie nicht bleiben: »Ich verließ, nachdem ich mir darüber klar geworden war, daß ich mein Oberlehrerinnen-Examen machen wollte, den Hamburger Volksschuldienst wieder, doch lag der Gedanke, Zoologin zu werden und die wissenschaftliche Laufbahn zu ergreifen, durchaus nicht in meiner Absicht. Wohl hatte ich mich immer schon in der Klosterschule und auch auf dem Seminar besonders für Naturwissenschaften interessiert, aber die Schwierigkeiten, eine rein wissenschaftliche Karriere zu ergreifen, waren mir als so groß geschildert worden, daß ich zunächst beabsichtigte, das Oberlehrerinnen-Examen zu machen, um dann in der höheren Mädchenschule, denn damals gab es noch keine Mädchengymnasien oder Mädchen-Realgymnasien, in meinen beiden Lieblingsfächern Zoologie und Botanik zu unterrichten.«[5]

Von 1903 bis 1905 studierte Rhoda Erdmann fünf Semester an der Berliner Friedrich-Wilhelms-Universität. Frauen war es bis zum August 1908 nur ausnahmsweise und mit Genehmigung des Kultusministeriums gestattet, im Rahmen der Teilnahme an sogenannten Oberlehrerinnenkursen Vorlesungen an einer preußischen Hochschule als Gasthörerinnen zu besuchen. Rhoda Erdmann ging 1905/06 nach Zürich und dann nach München. Über ihr Studium in Berlin und vor allem ihre praktische Ausbildung urteilte Rhoda Erdmann 1926 rückblickend sehr kritisch: »Auch war die Methodik des biologischen Universitätsunterrichts damals in Berlin nicht gut. Es gab Tage, nachdem ich den großen ganztägigen Kurs im zoologischen Institut belegt hatte, an denen ich in meine Pension zurückkam und voller Verzweiflung war. (…) Es wurden uns z. B. von dem Assistenten Aufgaben gegeben, und mit Schrecken denke ich heute noch an die erste Aufgabe in dem zoologischen Institut, als wir eine Amoebe, ein Tier, was wir also nur mit dem Mikroskop finden konnten, suchen und unter dem Deckglas färben sollten. (…) Der Assistent zeigte nicht, wie wir arbeiten sollten, und so verloren viele die Lust, weiter sich auszubilden. (…) Als ich nach längerer Zeit den Assistenten fragte, warum diese Arbeit so schwer gemacht wurde, sagte dieser, das sei die Methode der ›Auslese‹.«[6]

Sie ließ sich nicht abschrecken und promovierte – nachdem sie zuvor 1907 in Kassel an der Jacob-Grimm-Schule das Abitur abgelegt hatte – 1908 bei Richard von Hertwig (1850–1937) in München. Ihre Dissertation beschäftigte sich mit der Zellstruktur von Seeigeleiern und lag damit bereits auf dem Gebiet der »experimen-

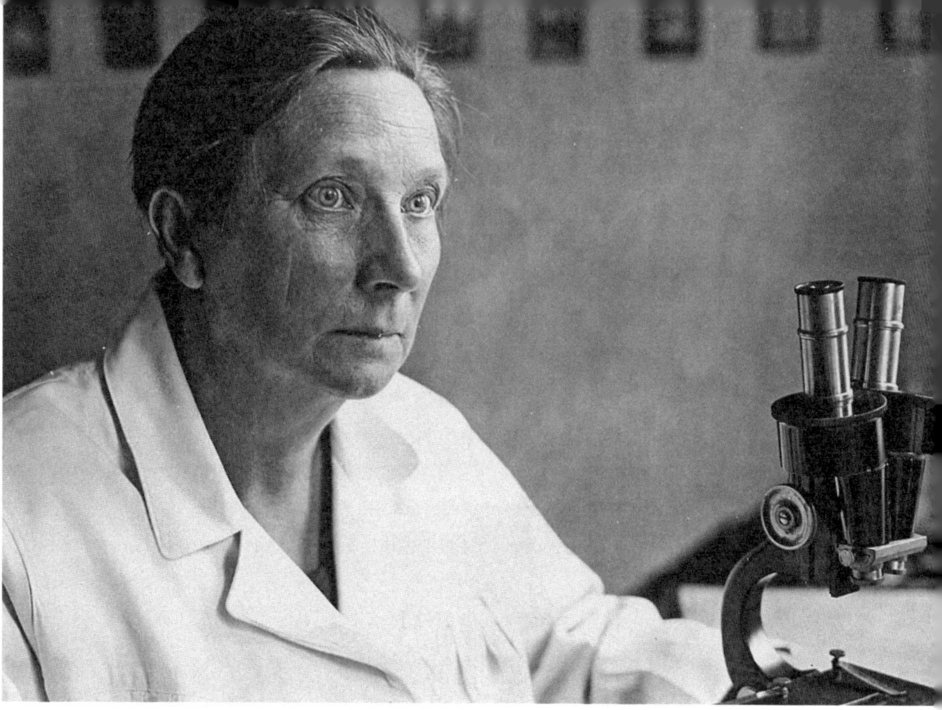

Rhoda Erdmann beim Mikroskopieren, vermutlich um 1931

tellen Zellforschung«, auf dem sie später als Wissenschaftlerin tätig war. Im Jahr 1909 schloss sie dann ihr Studium als Oberlehrerin in Zoologie, Botanik, Mathematik und Physik ab. 1913 riet sie in einem Beitrag zu Eugenie von Sodens (1858–1930) »Frauenbuch« jungen Frauen »für die praktische Bewertbarkeit und bessere Anstellungschancen« dringend an, denselben Weg zu gehen, »um bei der spärlichen Anzahl der wissenschaftlichen Anstellungen für Männer und Frauen geborgen zu sein«. Die Kosten des fünfjährigen Studiums bezifferte sie aufgrund eigener Erfahrungen auf den stattlichen Betrag von etwa 12.000 Mark.[7]

Durch Vermittlung ihres Doktorvaters von Hertwig fand Rhoda Erdmann in Robert Kochs Institut für Infektionskrankheiten in Berlin eine Anstellung als wissenschaftliche Hilfsarbeiterin.

Die Bakteriologin **Lydia Rabinowitsch-Kempner** (1871–1935), Mutter des späteren Anklägers bei den Nürnberger Prozessen, Robert M.W. Kempner (1899–1993), war 1900 Mitbegründerin und später (1902–1930) Vorsitzende des Vereins zur Unterstützung studierender Frauen. Für ihre Tuberkuloseforschung erhielt sie 1912 von Kaiser Wilhelm II. als zweite Frau nach der Zoologin Maria Gräfin von der Linden (1910) den Professorentitel. Ab 1914 wurde sie als erste Frau Herausgeberin einer wissenschaftlichen Zeitschrift, der »Zeitschrift für Tuberkulose«.[8] Von 1920 bis zu ihrer Zwangspensionierung durch die Nationalsozialisten leitete sie als höchstrangigste Beamtin Preußens das Bakteriologische Institut des Städtischen Krankenhaus Moabit.

Rhoda Erdmann veröffentlichte einige Arbeiten über Parasiten der Schafe und der Fische. Hier war damals auch das Forscher-Ehepaar Lydia Rabinowitsch-Kempner (1871–1935) und Walter Kempner (1869–1920) tätig.

## KARRIERE IN DEN USA

Im Jahr 1913 erhielt Rhoda Erdmann ein Stipendium, um am Osborn Zoological Laboratory der Yale-University in New Haven (Connecticut) zu forschen. Dort lernte sie den Leiter, Prof. Ross Granville Harrison (1870–1959), kennen, mit dem sie zeitlebens eine enge Freundschaft verband.

Ihre Rückkehr nach Deutschland im Sommer 1914 gestaltete sich schwierig, nachdem das Schiff, auf dem sie reiste, die »Kronprinzessin Cäcilie«, aufgrund des Kriegsausbruchs im Hafen von Falmouth festgesetzt wurde. Rhoda Erdmann kehrte nach Yale zurück, wo sie von 1915 bis 1918 als Privatdozentin wirkte. Rhoda Erdmann schrieb hierzu: »Das war etwas ganz Besonderes, da in den alten Trustees' Universitäten, Harvard, Princeton und Yale, Frauen nicht in der eigentlichen Universität, der Graduate School, angestellt waren, ja, der Charter der Universität mußte in einer Staatsratssitzung erst geändert werden, bis ich als Frau zugelassen wurde. Natürlich, gerade weil ich Ausländerin war und eine Frau, protestierten einige einflußreiche Personen dagegen. Aber mein wissenschaftlicher Name trug mich doch über diese Schwierigkeiten hinweg, ganz besonders, als der Theologe, von dem niemand es erwartet hätte, in der entscheidenden Sitzung sagte, es wäre doch ganz einerlei, in welchem Körper ein Verstand säße, es käme doch eigentlich für die Universität nur auf den Verstand an.«[9]

1915 wurde sie noch Associate Researcher am Rockefeller-Institute for Medical Research in New York.

Aber auch der Kontakt nach Deutschland riss nicht ab. In den Jahren 1915 und 1916 reiste sie nach Deutschland zurück. Eine Assistentenstelle, die ihr in der Heimat angeboten wurde, lehnte sie jedoch ab, zumal Frauen durch einen Erlass des preußischen Kultusministeriums vom 29. Mai 1908 die Habilitation verwehrt blieb. Dieser Erlass wurde erst am 21. Februar 1921 aufgehoben. Ohnehin wollte Rhoda Erdmann nicht mehr nur für andere arbeiten: »Ich hatte das Bedürfnis, bei meinem Alter, meine eigenen Probleme und meine eigenen Ideen einmal in Wirklichkeit umzusetzen, und das konnte ich nur, wenn ich eine kleine Abteilung für mich allein leitete.«[10]

Der Versuch, für sie in Preußen in einem Kaiser-Wilhelm-Institut eine kleine Abteilung für Zellforschung einzurichten, missglückte: »Ich fand also, daß mein Vaterland nicht unter den Bedingungen etwas für mich übrig hatte, unter denen ich allein forschen und arbeiten konnte. So ging ich schweren Herzens 1916 im Herbst nach U.S.A. zurück, sah aber schon im Oktober 1916 ein, daß, als Wilson wieder gewählt wurde und die deutschen U-Boote an der Küste von Long Island erschienen, ich besser hätte in Deutschland bleiben sollen, weil der Ausbruch des Krieges zwischen Deutschland und Amerika nur eine Frage von Wochen sein konnte.«[11]

Tatsächlich sollte dies auch Rhoda Erdmann und ihre Forschung nicht unberührt lassen: Ende Februar 1918 musste sie ihre Stellung aufgeben, durfte aber zunächst ihre Arbeiten im Osborn-Laboratorium fortsetzen. Die Lage verschlechterte sich jedoch im Frühjahr 1918. Rhoda Erdmann wurde nunmehr der biologischen Kriegsführung bezichtigt, zumal sie von einem ihrer Deutschlandbesuche unter Verstoß gegen den *Virus Serum Toxin Act* von 1913 mit Hühnerpest infizierte Hühnerhirnpräparate mitgebracht hatte, die sie in Yale – trotz der Aufforderung, alle Präparate zu vernichten – aufbewahrt hatte: »Der bei fast allen Kriegsführenden entstehende Haß hatte sich besonders der Mittelklasse bemächtigt und da die Psyche des amerikanischen Volkes leicht Massenpsychosen zugängig ist, so wurde die Kriegshetze von Woche zu Woche schlimmer. Ohne daß ich es wußte, waren verschiedene Beschuldigungen ausgestreut, daß ich einen See vergiftet hätte, aus dem die New Havener Trinkwasser bekamen, und dergl[eichen] Dinge wurden mir immer mehr nachgesagt, bis ich schließlich am 1. Mai 1918 in Untersuchungshaft genommen wurde. Wessen ich eigentlich beschuldigt war, wußte ich nicht und habe es genau erst erfahren, als ich im Februar 1919 Amerika verließ. Aber die Untersuchung spitzte sich darauf hinzu, daß ich das Virus der Hühnerpest, mit dem ich bis 1916 gearbeitet hatte, dazu benützen wollte, um die großen Hühnerbestände des amerikanischen Volkes zu ruinieren oder daß ich es verstanden hätte, das Virus so abzuändern, daß es giftig für Menschen wäre.«[12]

Durch die Bemühungen ihrer Freunde und Kollegen wurde sie im September 1918 nach einer strapaziösen viereinhalbmonatlichen Untersuchungshaft mit sieben anderen deutschen Frauen in einem Raum im »Waverley-Haus, das in New York in einem der engsten, lebhaftesten Stadtteile liegt und ein Haus für gefallene Mädchen ist« auf Kaution freigelassen. Hierzu bemerkte Rhoda

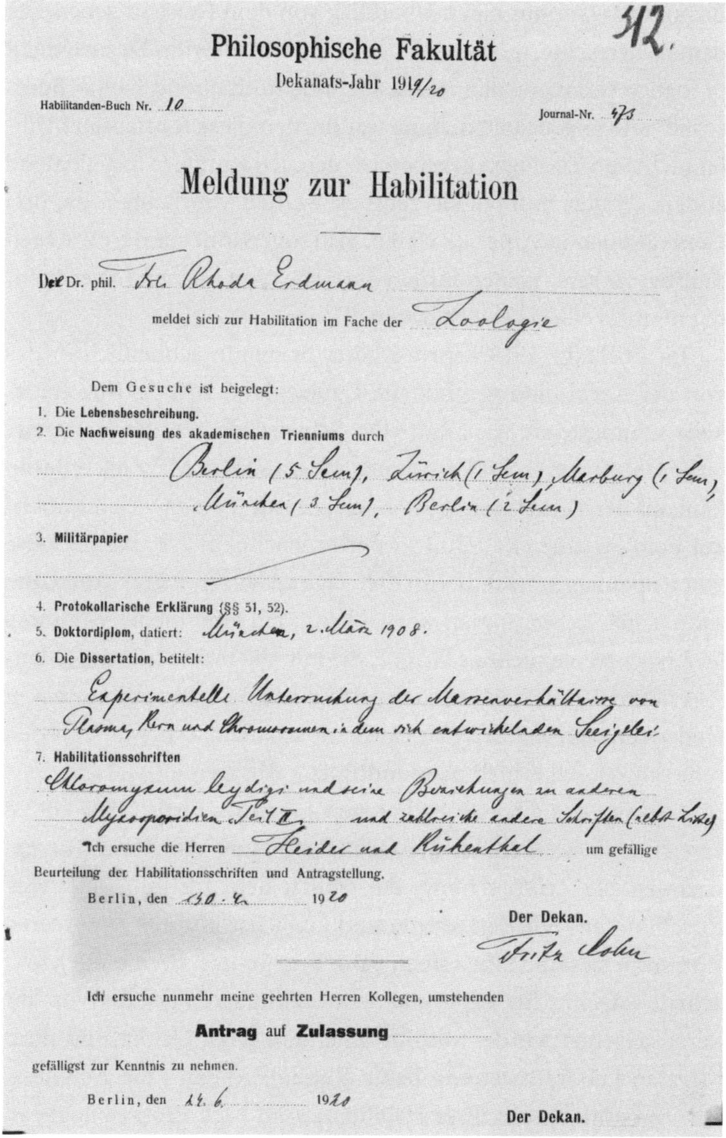

312.

Philosophische Fakultät

Dekanats-Jahr 1919/20

Habilitanden-Buch Nr. 10 Journal-Nr. 473

# Meldung zur Habilitation

Der Dr. phil. Frl. Rhoda Erdmann

meldet sich zur Habilitation im Fache der Zoologie

Dem Gesuche ist beigelegt:

1. Die **Lebensbeschreibung.**
2. Die **Nachweisung des akademischen Trienniums** durch
Berlin (5 Sem), Zürich (1 Sem), Marburg (1 Sem), München (3 Sem), Berlin (2 Sem)
3. **Militärpapier**
4. **Protokollarische Erklärung** (§§ 51, 52).
5. **Doktordiplom,** datiert: München, 2. März 1908.
6. Die **Dissertation,** betitelt:
Experimentelle Untersuchung der Massenverhältnisse von Plasma, Kern und Chromosomen in dem sich entwickelnden Seeigelei
7. **Habilitationsschriften**
Chloromyxum leydigi und seine Beziehungen zu anderen Myxosporidien Teil II und zahlreiche andere Schriften (nebst Liste)

Ich ersuche die Herren Heider und Kükenthal um gefällige Beurteilung der Habilitationsschriften und Antragstellung.

Berlin, den 30. 4. 1920

Der Dekan.

Fritz Haber

Ich ersuche nunmehr meine geehrten Herren Kollegen, umstehenden

**Antrag** auf **Zulassung**

gefälligst zur Kenntnis zu nehmen.

Berlin, den 22. 6. 1920

Der Dekan.

Meldung zur Habilitation aus der Habilitationsakte von Rhoda Erdmann

Erdmann: »Um nur einen Überblick von dem Geist zu geben, der damals herrschte, möchte ich nur bemerken, daß das Departement of Justice verlangte, daß meine Freunde fünftausend Dollar Bürgschaft aufbringen sollten, und zwar durften diese fünftausend Dollar nicht von Zoologen gegeben werden. Ich kannte ja fast niemand anders. Weiter mußten sie gegeben werden von Leuten, die drei Generationen in Amerika waren, also sogenannt simon-pure bred mußten sie sein. Weiter durften die Geber von meinen Experimenten niemals etwas gewußt haben.«[13]

Im Frühjahr 1919 kehrte Rhoda Erdmann schließlich in das von der Revolution geschüttelte Deutschland zurück. Ihre Rückkehr schilderte sie wie folgt: »Die Schwierigkeiten der Heimreise wage ich nicht zu schildern, zumal ich gerade im März nach Berlin kam, als der Verkehrsstreik war. Ich saß mit meinen vielen Koffern auf dem Stettiner Bahnhof in Berlin, nachdem z. B. meine Reise von Kopenhagen nach Berlin drei Tage gedauert [hatte]. Aber alles ordnet sich ja, wenn man warten kann. Ich fand meine Wohnung leer, bekam eine tüchtige Grippe, die mir alle meine trüben Gedanken nahm, und als ich wieder gesund wurde, hatte ich nur einen Gedanken: mir wieder eine Stelle zu schaffen. Das war indessen sehr schwer. Ich erhielt neunundfünfzig Absagen.«[14]

Mithilfe des Charité-Pathologen Johannes Orth (1847–1923) erreichte sie schließlich die Gründung einer Abteilung für experimentelle Zellforschung, die jedoch dem Institut für Krebsforschung angegliedert wurde und zunächst nur aus zwei leeren Zimmern bestand. Im selben Jahr begründete sie die Fachzeitschrift »Archiv für experimentelle Zellforschung«, die von ihr herausgegeben wurde. Mithilfe amerikanischer Gelder und ihrer privaten Laborausstattung baute Rhoda Erdmann die Abteilung aus und erhielt nach ihrer Habilitation im Fach Protozoologie an der Philosophischen Fakultät im August 1920 – als zweite Frau an der Friedrich-Wilhelms-Universität nach Paula Hertwig[15], die sich

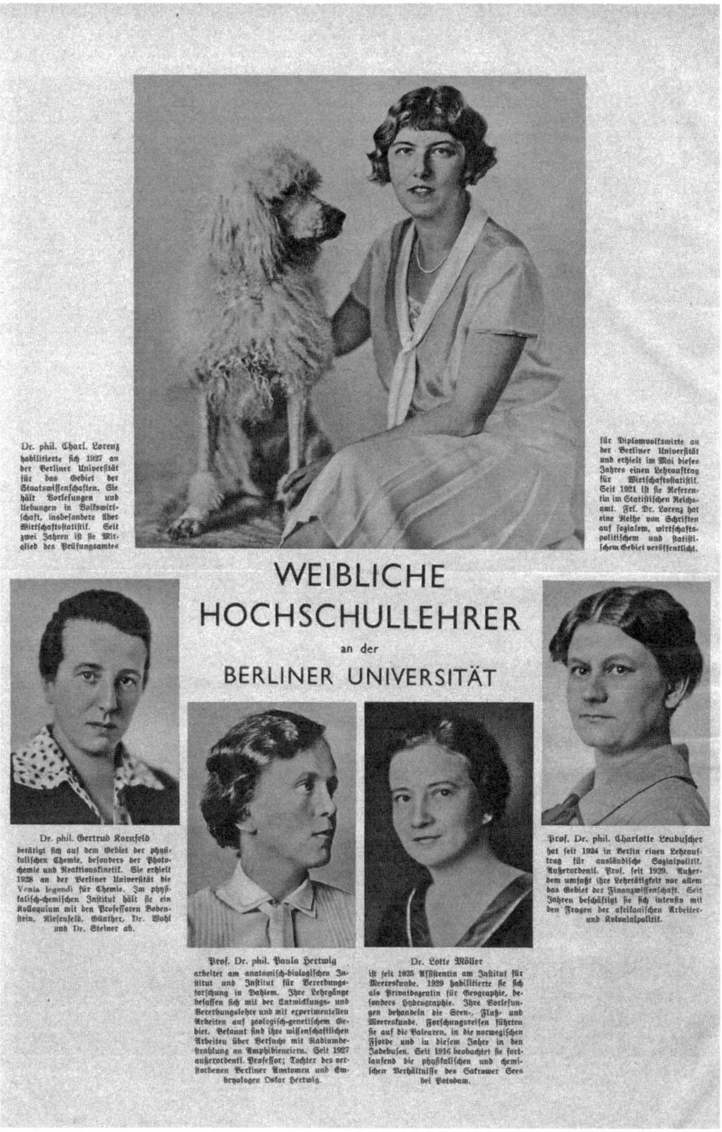

Dr. phil. Charl. Lorenz habilitierte sich 1927 an der Berliner Universität für das Gebiet der Staatswissenschaften. Sie hält Vorlesungen und Uebungen in Volkswirtschaft, insbesondere über Wirtschaftsstatistik. Seit zwei Jahren ist sie Mitglied des Prüfungsamtes für Diplomvolkswirte an der Berliner Universität und erhielt im Mai dieses Jahres einen Lehrauftrag für Wirtschaftsstatistik. Seit 1921 ist sie Referentin im Statistischen Reichsamt. Frl. Dr. Lorenz hat eine Reihe von Schriften auf sozialem, wirtschaftspolitischem und statistischem Gebiet veröffentlicht.

# WEIBLICHE HOCHSCHULLEHRER

an der

# BERLINER UNIVERSITÄT

Dr. phil. Gertrud Kornfeld

betätigt sich auf dem Gebiet der physikalischen Chemie, besonders der Photochemie und Reaktionskinetik. Sie erhielt 1928 an der Berliner Universität die Venia legendi für Chemie. Im physikalisch-chemischen Institut hält sie ein Kolloquium mit den Professoren Bodenstein, Riesenfeld, Günther, Dr. Wohl und Dr. Steiner ab.

Prof. Dr. phil. Charlotte Leubuscher

hat seit 1924 in Berlin einen Lehrauftrag für ausländische Sozialpolitik. Außerordentl. Prof. seit 1929. Außerdem umfaßt ihre Lehrtätigkeit vor allem das Gebiet der Finanzwissenschaft. Seit Jahren beschäftigt sie sich intensiv mit den Fragen der afrikanischen Arbeiter- und Kolonialpolitik.

Prof. Dr. phil. Paula Hertwig

arbeitet am anatomisch-biologischen Institut und Institut für Vererbungsforschung in Dahlem. Ihre Lehrgänge befassen sich mit der Entwicklungs- und Vererbungslehre und mit experimentellen Arbeiten auf zoologisch-genetischem Gebiet. Bekannt sind ihre wissenschaftlichen Arbeiten über Versuche mit Radiumbestrahlung an Amphibieneiern. Seit 1927 außerordentl. Professor; Tochter des verstorbenen Berliner Anatomen und Embryologen Oskar Hertwig.

Dr. Lotte Möller

ist seit 1925 Assistentin am Institut für Meereskunde. 1929 habilitierte sie sich als Privatdozentin für Geographie, besonders Hydrographie. Ihre Vorlesungen behandeln die Seen-, Fluß- und Meereskunde. Forschungsreisen führten sie auf die Balearen, in die norwegischen Fjorde und in diesem Jahre in den Jadebusen. Seit 1916 beobachtet sie fortlaufend die physikalischen und chemischen Verhältnisse des Sakrower Sees bei Potsdam.

Zweiseitiger Bericht aus der Vossischen Zeitung vom 1. November 1931 über »Weibliche Hochschullehrer«

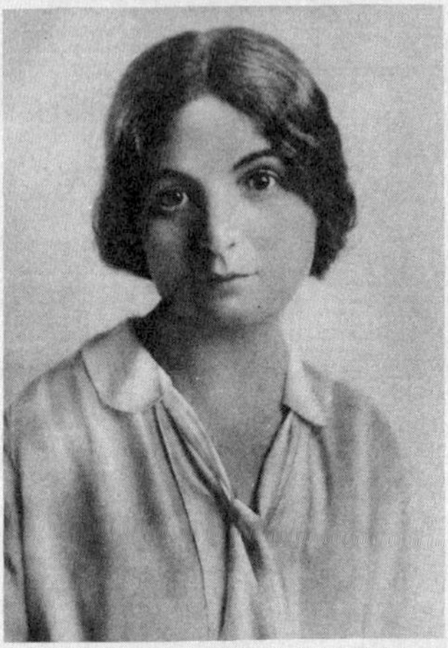

Dr. phil. Hilda Pollaczek

arbeitet seit 1921 am Institut für angewandte Mathematik als Assistentin von Prof. v. Mises. Sie habilitierte sich 1927, hält am Institut für angewandte Mathematik ein Praktikum für Anfänger und lehrt außerdem Geometrie der Bewegungen und Kräfte. Als einzige Frau ist sie Mitglied der Prüfungskommission des wissenschaftlichen Prüfungsamtes für Mathematiklehrer und -lehrerinnen.

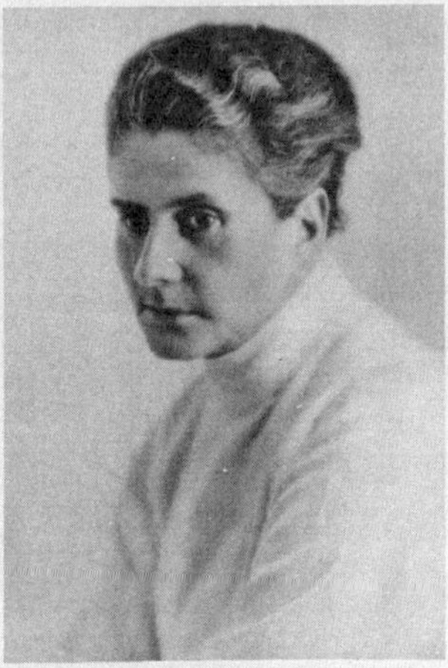

Dr. Anneliese Wittgenstein

war jahrelang Assistentin von Professor Goldscheider an der Universitätsklinik. Seit ihrer im Jahre 1928 erfolgten Habilitation hält sie an der medizinischen Poliklinik ein klinisches Seminar der Erkrankungen des Zentralnervensystems, besonders der syphilitischen Krankheiten. Zu ihrem Arbeitsgebiet gehören auch die Stoffwechselprobleme und der Stoffaustausch zwischen Blut und Gehirn.

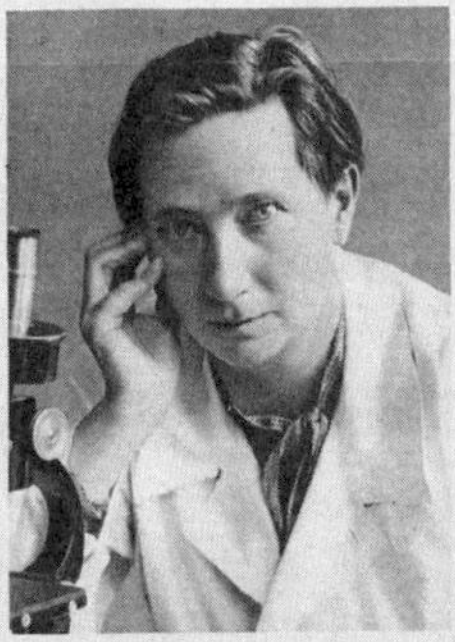

Prof. Dr. phil. Rhoda Erdmann

ist der erste weibliche beamtete außerordentliche Professor der Universität Berlin. Sie habilitierte sich im Jahre 1924 und erhielt 1929 als Dr. phil. den Lehrauftrag für allgemeine Biologie in der medizinischen Fakultät. Gleichzeitig ist sie Leiterin des Universitätsinstituts für experimentelle Zellforschung an der Charité und Herausgeberin des Archivs für experimentelle Zellforschung. Als Entdeckerin der Endomixis, eines Reorganisationsvorgangs an gezüchteten Infusorien, ist sie in wissenschaftlichen Kreisen bekannt geworden.

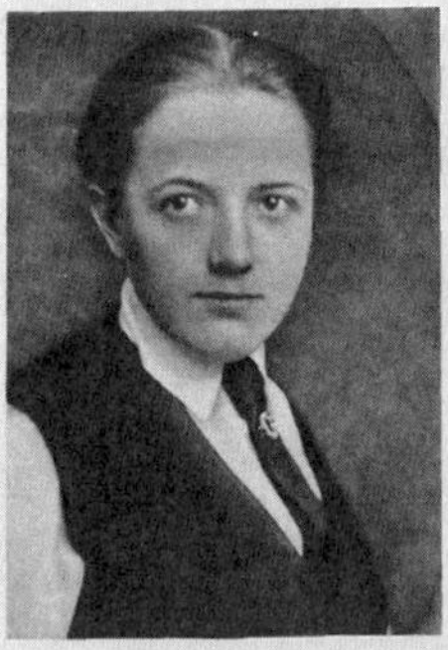

Dr. Alma Gaedertz

ist seit Jahren Assistenzärztin an der Universitäts-Augenklinik und lehrt als Privatdozentin der medizinischen Fakultät Funktionsprüfung des Auges mit praktischen Uebungen im Brillenbestimmen, Gesichtsfelduntersuchung usw.

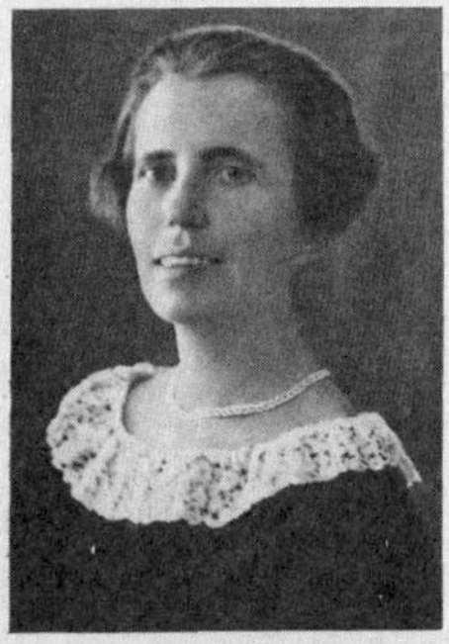

Dr. phil. Hedwig Hintze

liest über deutsche und französische Verfassungsgeschichte. Sie war Assistentin ihres Mannes, des Berliner Historikers Prof. Otto Hintze, der sie zum Studium der Nationalökonomie anregte. Seit 1928 ist sie an der Berliner Universität habilitiert.

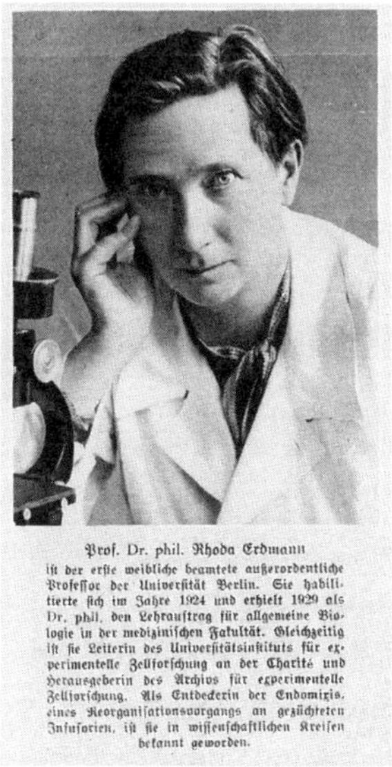

Prof. Dr. phil. Rhoda Erdmann
ist der erste weibliche beamtete außerordentliche Professor der Universität Berlin. Sie habilitierte sich im Jahre 1924 und erhielt 1929 als Dr. phil. den Lehrauftrag für allgemeine Biologie in der medizinischen Fakultät. Gleichzeitig ist sie Leiterin des Universitätsinstituts für experimentelle Zellforschung an der Charité und Herausgeberin des Archivs für experimentelle Zellforschung. Als Entdeckerin der Endomixis, eines Reorganisationsvorgangs an gezüchteten Infusorien, ist sie in wissenschaftlichen Kreisen bekannt geworden.

Ausschnitt über Rhoda Erdmann aus dem Bericht der Vossischen Zeitung

im November 1919 im Fach Zoologie ebenfalls an der Philosophischen Fakultät habilitiert hatte – einen Lehrauftrag für experimentelle Zellforschung.

Die Vossische Zeitung berichtete am 1. November 1931 auf zwei Seiten über »Weibliche Hochschullehrer«. Demnach waren von den 1929 in Deutschland aktiven 46 Hochschullehrerinnen 25 Geisteswissenschaftlerinnen (inkl. der Nationalökonomie), zwei Mathematikerinnen und 19 Naturwissenschaftlerinnen (inklusive Medizin und Anatomie), darunter sieben Biologinnen. Von den sechs Frauen, die sich 1918 und 1919 außerhalb Preußens habilitieren konnten (in Preußen war die Habilitation noch nicht möglich), kamen zwei aus den Geisteswissenschaften, die anderen aus Biologie (Paula Hertwig), Anatomie (Adele Hartmann), Physik (Hedwig Kohn) und Algebra (Emmy Noether). Von den beiden Frauen, die 1923 zum ersten Mal in Deutschland einen ordentlichen Lehrstuhl erhielten, war eine die Botanikerin und Chemikerin Margarethe von Wrangell, die andere die Pädagogin und Soziologin Mathilde Vaerting.

Ihre Antrittsvorlesung hielt Rhoda Erdmann am 25. Juli 1920 mit dem Titel »Über die Bedeutung der Gewebezüchtung für die Zoologie«. 1922 publizierte sie dann das erste deutschsprachige Lehrbuch zur Gewebezüchtung für die Krebsforschung.[16]

Im November 1923 wurde sie nach ihrer Umhabilitierung Privatdozentin an der Medizinischen Fakultät der FWU und im Juni 1924 – und damit drei Jahre vor Paula Hertwig[17] – nichtbeamtete außerordentliche Professorin: »Mir wurde also die Aufgabe zuteil, junge Forscher in diese Disziplin einzuführen. Im Laufe der sieben Jahre ist eine kleine Arbeitsgemeinschaft entstanden, die in sehr einfachen Räumen mit sehr geringen Mitteln versucht, Schritt zu halten mit den Ergebnissen der experimentellen Zellforschung, die besonders in Amerika in großen, reich dotierten Instituten gefunden werden.«[18]

Die Arbeitsbedingungen, die Rhoda Erdmann damals in der Luisenstraße 9 vorfand, waren ernüchternd: »Wissenschaftliche Arbeit braucht innere Ruhe, und so arbeite ich immer für andere, die dann einen einigermaßen gut ausgebildeten Assistenten aus meinen Händen empfangen. Wenn dies ja an sich eine wertvolle und notwendige Arbeit ist, so komme ich doch als Forscher zu kurz. Ich habe stets leicht produziert. Ich habe auch das Glück gehabt, einige wissenswerte Dinge dem allgemeinen Bestand der Biologie einzufügen. Jetzt, in reiferen Jahren, wünscht doch jeder das Fazit seines Entwicklungsganges zu ziehen. Das wird mir schwergemacht, weil ich wegen Arbeitsüberlastung, wenn ich nur einigermaßen den Männern und Frauen gerecht werden will, die von mir etwas erwarten, nicht selbst zur Arbeit komme.«

Hinzu kam im Falle Erdmanns jedoch die Tatsache, dass sie als Frau in einem von Männern dominierten Bereich bestehen musste:

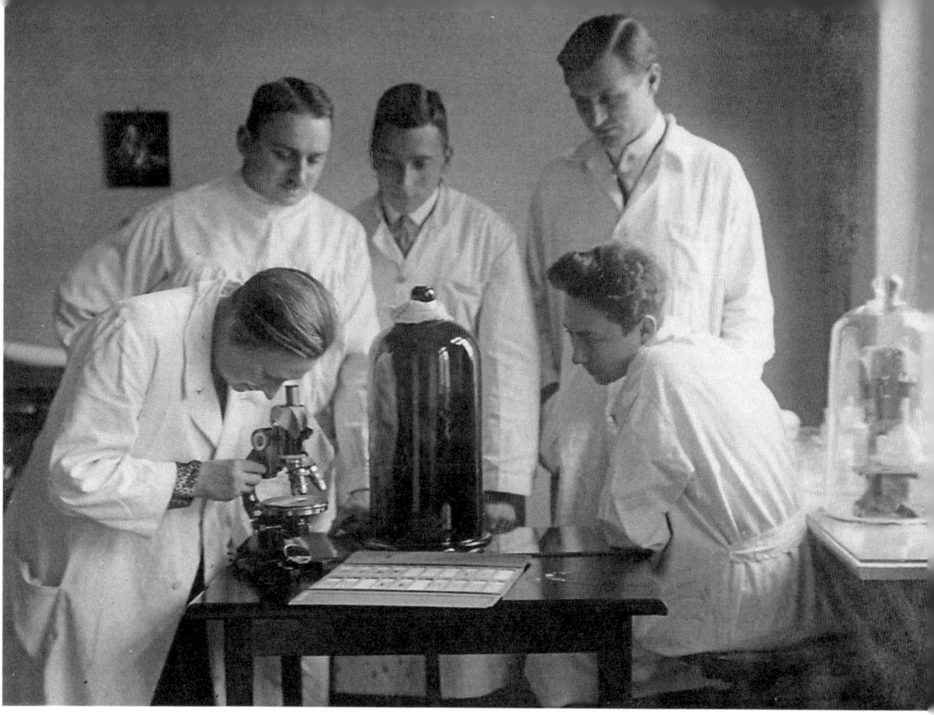

Rhoda Erdmann (links) mit Kollegen in ihrem Laboratorium in Berlin, um 1929

»Noch schwieriger wird es – weil durch die späte Habilitierung – wir Frauen konnten uns ja erst nach der Revolution habilitieren – und bei der jetzt in Preußen noch nicht durchbrochenen Schranke der beamteten Professur, die Geldmittel gering sind, um eine stimmungsvolle Umgebung sich zu schaffen, bei der man eigentlich nur Qualitätsarbeit liefern kann. (…) Es ist ja eigentlich eigenartig, daß bis zum Jahre 1925 sich noch kein weiblicher beamteter Professor findet, an keiner deutschen Universität. Die Zahl der Privatdozentinnen ist verhältnismäßig gering, noch geringer die Zahl der weiblichen nichtbeamteten außerordentlichen Professoren. Wenn nun diese Zahlen von denen benutzt werden, die der Frau keine schöpferische Kraft in den Naturwissenschaften zutrauen, so ist das doch falsch; denn ohne die nötigen Laboratorien und Apparate, Instrumente und Zeit lassen sich eben keine exakten Forschungen treiben. Daher soll dieser kurze Bericht meines Lebens nur das zeigen, daß so viele nicht ausgewertete produktive Kraft in den Frauen vorhanden ist, die unterdrückt wird und nicht ganz zur Geltung kommen kann, weil die sehr wenigen ausgezeichneten Stellen, die die Männer geschaffen haben – und die wahrscheinlich für Männer sind – sehr schwer Frauen gegeben werden. Man muß, so wie ich, eine ganz neue Disziplin einführen, um seine Daseinsberechtigung zu zeigen. (…) Aber doch bleibt mir die bittere Empfindung, daß ich, wenn ich alle Möglichkeiten früher gehabt hätte, und wenn ich jetzt ein ausgezeichnetes, wenn auch kleines Laboratorium besäße, leicht mit den berühmten Arbeitsstätten des Auslandes würde wetteifern können und für meinen Teil dazu beitragen, die deutsche Wissenschaft zu fördern.«

Tatsächlich musste Rhoda Erdmann trotz ihrer internationalen Spitzenforschung einen zähen Kampf führen, bis sie schließlich ein eigenes Institut erhielt. So forderte sie im November 1926 hartnäckig, aber zunächst vergeblich,[19] die Etatisierung des Instituts für Krebsforschung, dem ihre Abteilung für Zellforschung angeschlossen war, und ihre eigene Verbeamtung. Von der Bezahlung ihres Lehrauftrags in Höhe von nunmehr 324 RM könne sie nicht leben und Hörergelder könne sie nicht einnehmen, da sie überwiegend Universitätskollegen unterrichte. Ihrem Schreiben fügte sie eine beachtliche Liste von Veröffentlichungen und von Hörern der Jahre 1925/26 an, die aus Japan, Ungarn, Polen, Spanien und Österreich zu ihr kamen. Neben dem Leiter des Instituts für Krebsforschung, Prof. Blumenthal, fühlte sie sich benachteiligt.

Am 5. August 1928 wurde Rhoda Erdmann dann schließlich auch zur außerordentlichen beamteten Professorin an der Medizinischen Fakultät ernannt und erhielt ein monatliches Gehalt (inkl. Zulagen) von 868,50 RM, das jedoch 1931/32 sukzessive infolge der Brüningschen Sparmaßnahmen[20] auf 650,20 RM gekürzt wurde.

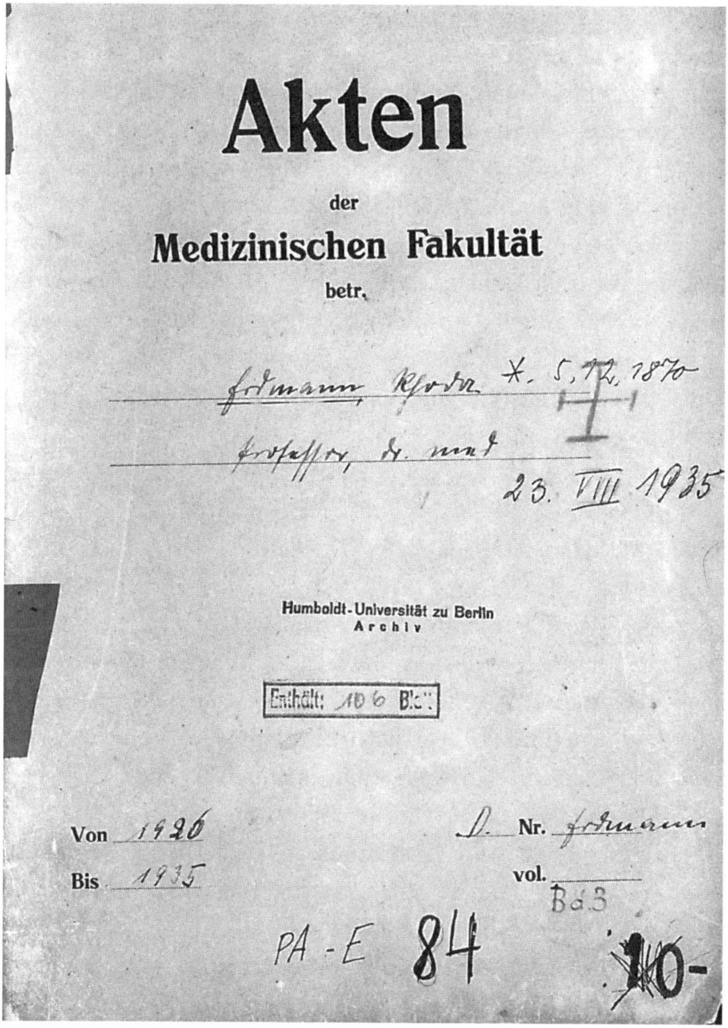


Aktendeckel von Rhoda Erdmanns Personalakte

Zum 1. April 1930 wurde ihre Abteilung am Institut für Krebsforschung in ein selbstständiges Universitätsinstitut für experimentelle Zellforschung umgewandelt. Trotzdem blieb sie von Fakultätsbesprechungen ausgeschlossen, wie sie in einem Schreiben an den Dekan im Mai 1932 monierte. Dies wirkte sich auf die weiterhin beengte Raumsituation ihres Instituts, aber auch auf ihre Teilnahme an Auswahl- und Prüfungsentscheidungen aus.[21] Ihren Wunsch, sie ohne Gehaltserhöhung zum persönlichen Ordinarius und Fakultätsmitglied zu machen, lehnte der Dekan von Bergmann am 6. Juni 1932 ab, wobei er besonders betonte, »dass dies aus sachlichen Gründen geschieht, die in keiner Weise ihre Persönlichkeit berührt (sic!)«.[22]

## ENTLASSUNG UND EMERITIERUNG

Nach der Machtübernahme der Nationalsozialisten kam es an der Berliner Friedrich-Wilhelms-Universität zu einem umfassenden Personalaustausch. Ca. 32 Prozent des gesamten Lehrpersonals musste die Berliner Universität verlassen[23] – darunter auch die Zell- und Krebsforscherin Rhoda Erdmann.[24] Bis Ende März 1935 schieden an der Berliner Universität 234 als »jüdisch« oder »jüdisch versippt« geltende Professoren aus dem Dienst. Bereits am 13. April 1933 wurden die ersten 16 Professoren in den Ruhestand versetzt.[25]

Dies führte zu einem »brain drain« enormen Ausmaßes, in dessen Folge Berlin und Deutschland eine große Anzahl bedeutender Gelehrter und die deutschen Universitäten den Ruf als wissenschaftliche Spitzenstandorte verloren.[26]

Die Medizinische Fakultät der Friedrich-Wilhelms-Universität war von den »Säuberungen« der neuen Machthaber überdurchschnittlich betroffen. Michael Hubenstorf hat aufgezeigt, dass in-

Rhoda Erdmann

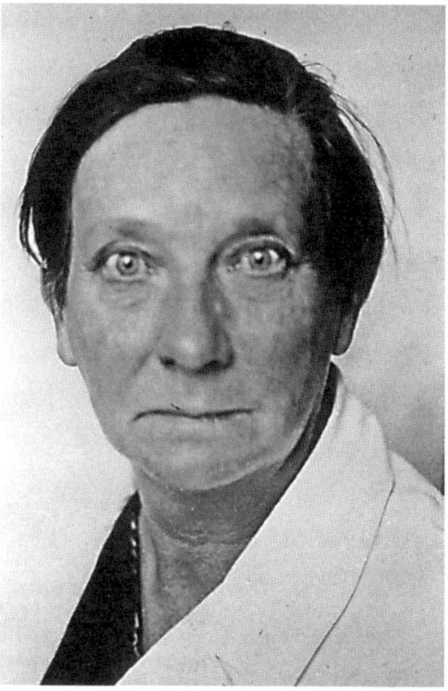

folge des Berufsbeamtengesetzes (GzWBB) vom 7. April 1933,[27] der Reichshabilitationsordnung von 1934 und schließlich der Nürnberger Rassegesetze – insbesondere des Reichsbürgergesetzes und seiner Ausführungsverordnungen aus dem Herbst 1935[28] – im Zeitraum von 1933 bis 1935 40 Prozent der Hochschullehrer ihre Zugehörigkeit zur Medizinischen Fakultät einbüßten.[29]

Der »Personalaustausch«, den die neuen Machthaber initiierten, betraf in besonderer Weise auch das weibliche Personal der Universität. Annette Vogt hat ermittelt, dass sich an der Friedrich-Wilhelms-Universität vor der NS-Machtübernahme zwölf Frauen habilitieren konnten.[30] Zwei – Rhoda Erdmann (1923) und Paula Hertwig (1927) – wechselten von der Philosophischen an die Medizinische Fakultät.[31] Von den zehn Privatdozentinnen an der Philosophischen Fakultät waren im Zeitpunkt der NS-Machtübernahme sechs Naturwissenschaftlerinnen.

An der Berliner Universität verloren nach dem GzWBB sechs der dort tätigen Frauen ihre Lehrbefugnis. Von diesen gelang fünf die Flucht ins Exil. Dies bedeutete in den meisten Fällen jedoch auch das Ende ihrer akademischen Karriere. Nur drei – darunter Paula Hertwig – durften weiterarbeiten. An der Medizinischen Fakultät waren im Frühjahr 1933 vier Frauen tätig, von denen zwei, darunter Rhoda Erdmann, ihre Stellung verloren.

Am 22. Juli 1933 berichtete Rhoda Erdmann dem Dekan, dass gegen 11 Uhr bei ihr in der Luisenstrasse 9 zwei Kriminalbeamte erschienen seien, die ihr Arbeitszimmer durchsucht und sie anschließend »in einem offenen Wagen« mit in ihre Wohnung in Wilmersdorf genommen hätten. Dort hätten sie sieben Briefe mitgenommen und sie zum Alexanderplatz gebracht, wo sie bis vier Uhr vernommen und dann entlassen worden sei. Der Beamte, der sie festnahm, teilte ihr mit, dass sie »der Greuelpropaganda angeklagt« sei: »Beim Verhör verdichtete sich das Material dahin, dass man sich wunderte, dass ich so viele jüdische Schüler hätte und ich diese unterstützte.« Rhoda Erdmann bat die Fakultät, »die notwendigen Maßregeln« zu ihrem Schutze zu ergreifen und »dazu den Denunzianten zu finden«: »Da ich 1918 in den Vereinigten Staaten schon einmal aus meinem Laboratorium herausgeholt, meine ganze wissenschaftliche Arbeit von sechs Jahren vernichtet wurde, so ist mir dieses Vorkommnis als zweites seiner Art dermassen erregend, dass ich gesundheitlich eine dritte Wiederholung nicht ertragen könnte.«[32]

Am 28. Juli 1933 teilte der Verwaltungsdirektor der Berliner Universität dem preußischen Wissenschaftsministerium[33] mit, dass die 63-jährige Rhoda Erdmann, durch die Gestapo verhaftet worden sei und im Polizei-Untersuchungsgefängnis im Polizeipräsidium am Alexanderplatz festgehalten werde.[34] Sie stehe mit entlassenen jüdischen Kollegen in Verbindung und versuche diese »im Ausland unterzubringen«. Teile ihrer Korrespondenz u. a. mit

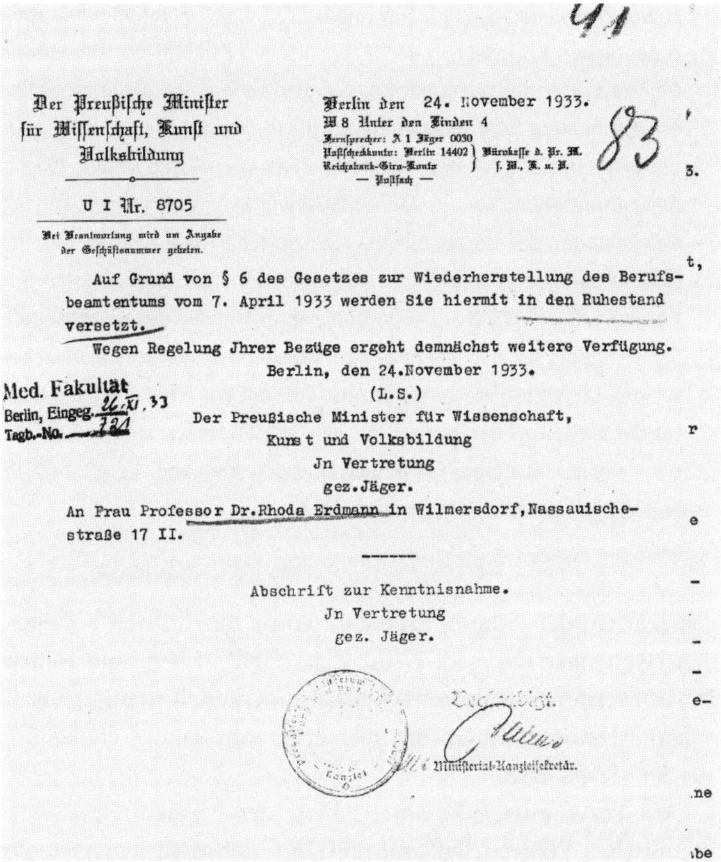

Der Preußische Minister
für Wissenschaft, Kunst und
Volksbildung

U I Nr. 8705

Bei Beantwortung wird um Angabe
der Geschäftsnummer gebeten.

Berlin den 24. November 1933.
W 8 Unter den Linden 4
Fernsprecher: A 1 Jäger 0030
Postscheckkonto: Berlin 14402 / Reichsbank-Giro-Konto } Bürokasse d. Pr. M. f. W., K. u. V.
— Postfach —

Auf Grund von § 6 des Gesetzes zur Wiederherstellung des Berufsbeamtentums vom 7. April 1933 werden Sie hiermit in den Ruhestand versetzt.

Wegen Regelung Jhrer Bezüge ergeht demnächst weitere Verfügung.

Berlin, den 24.November 1933.
(L.S.)
Der Preußische Minister für Wissenschaft,
Kunst und Volksbildung
Jn Vertretung
gez.Jäger.

Med. Fakultät
Berlin, Eingeg. 26.XI.33
Tagb.-No. 721

An Frau Professor Dr.Rhoda Erdmann in Wilmersdorf,Nassauische-straße 17 II.

Abschrift zur Kenntnisnahme.
Jn Vertretung
gez. Jäger.

Beglaubigt.
Ministerial-Kanzleisekretär.

Am 24. November 1933 wurde Rhoda Erdmann nach § 6 des Gesetzes zur Wiederherstellung des Berufsbeamtentums in den Ruhestand versetzt

dem »Jewish Refugees Committee« in London waren der Gestapo in die Hände gefallen. In den Akten fanden sich zudem Ankündigungen internationaler Kongresse in Cambridge und Madrid, an denen neben ihr zahlreiche deutsche Vertreter teilnahmen, die im Ministerium teilweise handschriftlich als »Juden« kenntlich

**Heinz Zeiss** wurde zum 1. November 1933 »zum planmäßigen außerordentlichen Professor in der Medizinischen Fakultät der Universität Berlin« sowie zum sv. Direktor des Hygienischen Instituts ernannt und erhielt im März 1937 das Ordinariat für Hygiene.[35] Bis dahin Mitglied der DNVP trat er am 1. Dezember 1931 in die NSDAP und Anfang 1932 in den NS-Ärztebund ein. Im Januar 1934 wurde er Vertrauensmann der Reichsleitung der NSDAP für die Medizinische Fakultät. Während der NS-Zeit gehörte er dem Sachverständigenrat für Bevölkerungs- und Rassenpolitik im RMdI an. Außerdem war er Mitglied des wissenschaftlichen Senats für das Heeressanitätswesen, der Militärmedizinischen Akademie und arbeitete spätestens 1939 mit dem Hygienischen Institut der Waffen-SS zusammen und war beratender Hygieniker während der Feldzüge in Polen, Frankreich und Griechenland. Zeiss starb im März 1949 in einem sowjetischen Lager.

gemacht wurden. Rhoda Erdmann wurde durch ihren Kollegen, den Hygieniker Dr. med. Heinz Zeiss (1888–1949), und weitere Mitarbeiterinnen denunziert. Zeiss wunderte sich wenig später in einem Telegramm an Göring über Erdmanns baldige Freilassung aus der »Stapo-Haft«.

Am 12. August 1933 unterrichtete der Personalreferent des Preußischen Wissenschaftsministeriums, der Mediziner Prof. Dr. Johann Daniel Achelis (1898–1963), den Dekan der Medizinischen Fakultät Prof. Dr. Hermann Gocht, dass die Gestapountersuchung »nichts Belastendes ergeben« habe. Insbesondere habe sich Rhoda Erdmann »in keiner Weise an einer Propaganda gegen Deutschland beteiligt« und habe versichert, dass sie sich »in Zukunft nicht mehr, wie bisher, für die Vermittlung von Juden ins Ausland einsetzen wolle«. Das Ministerium habe daher keine Bedenken gegen ihre Teilnahme an dem geplanten Zellforschungskongress in Cambridge. Es sei »vom außenpolitischen Gesichtspunkt sogar eher

Preußisches Ministerium
für Wissenschaft, Kunst und
Volksbildung

Ministerialrat
Professor Dr. Achelis

--o--

Berlin den 12. August 1933.
W 8 Unter den Linden 4
Fernsprecher: A 1 Jäger 0030
Postscheckkonto: Berlin 14402 | Bürokasse d. Pr. M.
Reichsbank-Giro-Konto | f. W., K. u. V.
— Postfach —

Fakultät
14.8.33
458

Herrn Professor Dr. G o c h t ,

Dekan der Medizinischen Fakultät der Univ. Berlin,

B e r l i n C 2

Universität

Sehr verehrter Herr Professor,

Leider muss ich die Eingabe Müller-Hess der Fakultät wieder zuleiten, da der Privatdozent Buhtz in Heidelberg, gegen den die Beschwerde sich richtet, uns ja nicht untersteht. Ich glaube deshalb auch, daß es nicht sinnvoll ist, wenn ich mit Prof. Müller-Hess die Sache hier bespreche.-

Ich darf vielleicht die Gelegenheit benutzen, indem ich über den Ausgang der Angelegenheit Rhoda Erdmann kurz Sie informiere. Die Untersuchung bei der Geh. Staatspolizei und die Nachprüfung des Briefwechsels hat nichts Belastendes ergeben. Sie hat sich in keiner Weise an einer Propaganda gegen Deutschland beteiligt. Sie hat dann die Versicherung abgegeben, daß sie sich in Zukunft nicht mehr, wie bisher, für die Vermittlung von Juden ins Ausland einsetzen wolle. Wir haben deshalb keine Bedenken getragen, Frau Erdmann ausdrücklich zu erlauben, an dem Kongress in Cambridge teilzunehmen. Es erscheint mit vom außenpolitiscgen Gesichtspunkt sogar eher wünschenswert, daß sie als Generalsekretärin dort nicht fehlt. Frau Erdmann leitet zurzeit auch wieder ihr Institut.- Wir konnten ferner feststellen, daß auch aus ihrer Internierung bei Beginn des Weltkrieges in Amerika sich keinerlei Einwände gegen Frau Erdmann ergeben. Sie ist zweifellos Demokratin, aber das allein genügt ja nicht, um in irgendeiner Weise gegen sie vorzugehen.

In ausgezeichneter Hochschätzung bin ich

Ihr

Schreiben des Personalreferenten des Preußischen Wissenschaftsministeriums, J.D. Achelis, vom 12. August 1933

**Johann Daniel Achelis** war der Sohn des Leipziger Kirchenhistorikers und Theologen Hans Achelis (1865–1937),[37] der als Rektor von Oktober 1932 bis Oktober 1933 die Umgestaltung der Universität Leipzig im nationalsozialistischen Sinne vorantrieb. Sein Sohn war von 1926 bis 1933 zunächst als Privatdozent für Physiologie, ab 1931 als Extraordinarius in Leipzig tätig und galt dort als Mentor der nationalsozialistischen Studenten, trat jedoch selbst erst am 1. Mai 1933 in die NSDAP ein. Im preußischen Kultusministerium blieb er nur bis zum Jahr 1934 und wurde dann Ordinarius für Physiologie in Heidelberg. Dort avancierte er 1936 zum Führer der mathematisch-naturwissenschaftlichen Klasse der Heidelberger Akademie der Wissenschaften und erhielt 1937 einen Lehrauftrag für Medizingeschichte. Der Versuch, ein eigenständiges Institut für Geschichte der Medizin zu errichten, scheiterte jedoch. Stattdessen stellte er nunmehr für die Luftwaffe »Untersuchungen zur Reizphysiologie der Wärmeregulation« an. Von 1942 bis 1945 fungierte Achelis als Dekan der Medizinischen Fakultät der Universität Heidelberg. 1944 saß er im wissenschaftlichen Beirat des Bevollmächtigten für das Gesundheitswesen, Karl Brandt. Nach dem Krieg von den Amerikanern entlassen, gelangte er 1950 in eine führende Position innerhalb der Firma Boehringer in Mannheim.

wünschenswert, daß sie als Generalsekretärin dort nicht fehlt«. Das Schreiben endet: »Wir konnten ferner feststellen, daß auch aus ihrer Internierung bei Beginn des Weltkrieges in Amerika sich keinerlei Einwände gegen Frau Erdmann ergeben. Sie ist zweifellos Demokratin, aber das allein genügt ja nicht, um in irgendeiner Weise gegen sie vorzugehen. In ausgezeichneter Hochschätzung bin ich Ihr, Achelis«.[36]

Von diesen Vorgängen um Rhoda Erdmann in Kenntnis gesetzt, verfügte Staatssekretär Wilhelm Stuckart (1902–1953)[38] am 26. September 1933 ihre Versetzung in den Ruhestand nach § 6 GzWBB.[39]

**August Jäger** (1887–1949) war vor der Machtübernahme Landgerichtsrat in Wiesbaden.[41] Er leitete bis April 1934 im Preußischen Kultusministerium die geistliche Abteilung (Abt. G) und setzte in Preußen eine harsche Gleichschaltungspolitik der Kirche u. a. durch Einsetzung eines Kirchenkommissars durch. 1936 wurde Jäger nach dem Scheitern seiner Kirchenpolitik Senatspräsident am Berliner Kammergericht. Im Herbst 1939 ging er als Stellvertreter des Reichsstatthalters nach Posen. Dort wurde er als »Henker Großpolens« vor Gericht gestellt, zum Tode verurteilt und 1949 hingerichtet.

Rhoda Erdmann wurde daraufhin zum 24. November 1933 in den Ruhestand versetzt.[40] Den Bescheid unterzeichnete Stuckarts Mitarbeiter August Jäger, der nach dem Krieg als rechte Hand des Gauleiters Greiser in Posen hingerichtet wurde.

Das GzWBB diente als Instrument, um den gesamten öffentlichen Dienst im Deutschen Reich von Personen zu säubern, die aufgrund politischer und rassischer Einstufungen im neuen NS-Staat keine Schlüsselfunktionen mehr bekleiden sollten. Es verletzte hierdurch die verfassungsmäßig garantierten Rechte der Beamten (Art. 129 I S. 3, II, III WRV) und war zudem das erste Reichsgesetz, das einen sogenannten Arierparagrafen enthielt, der dem Gleichheitssatz des Art. 109 I WRV widersprach[42]: Nach § 3 Abs. 1 GzWBB waren »Beamte, die nicht arischer Abstammung sind«, »in den Ruhestand (§§ 8 ff.) zu versetzen.«[43] Hierdurch sollte die »Sicherung der arischen Zusammensetzung der Beamtenschaft« und eine »Durchsetzung des Beamtentums mit dem Gedankentum des Parteiprogramms« erreicht werden.[44] § 3 Abs. 2 GzWBB sah eine Ausnahmeregelung für diejenigen vor, die »bereits seit dem 1. August 1914 Beamte gewesen sind oder die im Weltkrieg an der Front für das Deutsche Reich oder für seine Verbündeten gekämpft haben oder deren Väter oder Söhne im Weltkrieg gefallen sind«.[45]

§ 4 GzWBB war im Gegensatz zu § 3 Abs. 1 eine Ermessensvorschrift. Sie erlaubte die Entlassung von Beamten, »die nach ihrer bisherigen politischen Betätigung nicht die Gewähr dafür bieten, dass sie jederzeit rückhaltlos für den nationalen Staat eintreten«.[46] Lagen diese Voraussetzungen nicht vor – wie bei Rhoda Erdmann –, so eröffnete § 6 GzWBB die Möglichkeit, auch noch dienstfähige Beamte kurzerhand »zur Vereinfachung der Verwaltung« in den Ruhestand zu versetzen, wobei deren Stellen nach Satz 2 allerdings nicht wieder besetzt werden sollten.[47] Gegen die von den obersten Reichs- oder Landesbehörden ausgesprochenen Entlassungen oder Versetzungen gab es kein Rechtsmittel (§ 7 Abs. 1). In § 8 des GzWBB wurde festgelegt, dass nach § 3 und § 4 in den Ruhestand versetzten oder entlassenen Beamten ein Ruhegeld nur dann gewährt wurde, wenn sie mindestens eine zehnjährige Dienstzeit vollendet hatten.

Rhoda Erdmann werte sich gegen ihre Entlassung und fragte am 22. Dezember 1933 zunächst an, weshalb sie nicht emeritiert werde, was allerdings nach dem GzWBB nicht vorgesehen war. Zudem beschwerte sie sich beim Verwaltungsdirektor der Universität darüber, dass das Gerücht über sie gestreut werde, sie sei Jüdin, und drohte mit Strafanzeige. Man möge gegen sie ein Disziplinarverfahren einleiten, damit der Sache auf den Grund gegangen werden könne.

Am ersten Weihnachtsfeiertag des Jahres 1933 wandte sie sich nochmals an den Dekan der Medizinischen Fakultät Prof. Dr. Hermann Gocht. Ihrem Schreiben ist deutlich anzumerken, dass sie gekränkt war und sich von der Fakultät im Stich gelassen fühlte: »Auf Ihre Zeilen vom September habe ich mit Absicht nicht geantwortet; in einigen verbindlichen Worten haben Sie Ihrer Freude Ausdruck gegeben, dass ich jetzt wieder aus dem Gefängnis von der Politischen Polizei entlassen und die Leitung meines Instituts wieder bekomme.«[48] Ihr liege weiterhin »vorläufig« an der »Klä-

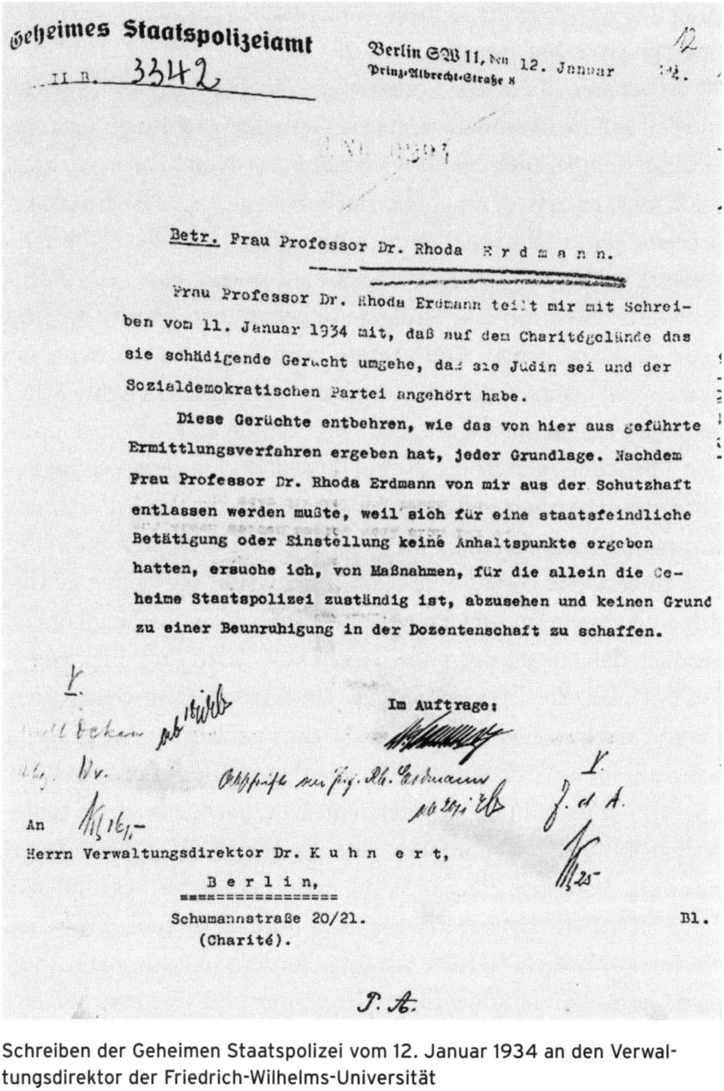

Geheimes Staatspolizeiamt

II B. 3342

Berlin SW 11, den 12. Januar 193.

Prinz-Albrecht-Straße 8

Betr. Frau Professor Dr. Rhoda E r d m a n n.

Frau Professor Dr. Rhoda Erdmann teilt mir mit Schreiben vom 11. Januar 1934 mit, daß auf dem Charitégelände das sie schädigende Gerücht umgehe, daß sie Jüdin sei und der Sozialdemokratischen Partei angehört habe.

Diese Gerüchte entbehren, wie das von hier aus geführte Ermittlungsverfahren ergeben hat, jeder Grundlage. Nachdem Frau Professor Dr. Rhoda Erdmann von mir aus der Schutzhaft entlassen werden mußte, weil sich für eine staatsfeindliche Betätigung oder Einstellung keine Anhaltspunkte ergeben hatten, ersuche ich, von Maßnahmen, für die allein die Geheime Staatspolizei zuständig ist, abzusehen und keinen Grund zu einer Beunruhigung in der Dozentenschaft zu schaffen.

Im Auftrage:

An

Herrn Verwaltungsdirektor Dr. K u h n e r t,

B e r l i n,

Schumannstraße 20/21.

(Charité).

Bl.

Schreiben der Geheimen Staatspolizei vom 12. Januar 1934 an den Verwaltungsdirektor der Friedrich-Wilhelms-Universität rung der Angelegenheit« ihres »Aufenthaltes im Alexanderplatz« und den Gründen, warum sie am 29. November mit Bescheid vom 24. November »ohne jede Vorbereitung« in den Ruhestand versetzt worden sei. Insbesondere wolle sie Gerüchten »auf dem Charité-Gelände« entgegentreten, dass sie Jüdin sei: »Nun kann ja ein Staat mich nicht entlassen, und hat es auch nicht getan, weil ich vermutlich eine Jüdin sein soll, denn ich bin nach § 6 in den Ruhestand versetzt worden.« Herr Achelis habe ihr gesagt, dass sie »Ostern Schwierigkeiten mit den Studenten« bekommen würde. Bis jetzt habe sie keine gehabt und »werde auch keine haben, wenn die Leute nicht beeinflusst sind«. Sie glaube nicht, dass sich ihre Schüler gegen sie beeinflussen ließen. Dies würde eine Umfrage unter den 120 Schülern ergeben, die bei ihr seit 1919 längere Zeit im Laboratorium gearbeitet hätten. Es folgte eine Aufzählung und Rhoda Erdmann ließ es sich nicht nehmen, auch auf jüdische Kommilitonen zu verweisen: »Jüdische Herren, die auch Assistenten geworden sind, nenne ich Ihnen nicht, aber, wenn Sie wünschen, können Sie auch den langjährigen Assistenten von Herrn Prof. Bier, Herrn Dr. Fraenkel, der jetzt in Toulouse ist, fragen.« Dem Dekan Hermann Gocht warf sie vor, dass er ihr auch noch Vorwürfe gemacht habe als sie um Schutz bat: »Sie werden sich erinnern, dass Sie mir, als ich nach 16 tägiger Gefängnishaft, nachdem ich 22 (unleserlich -Pfund?) abgenommen hatte, morgens früh in ihrem Laboratorium 3 schwere Vorwürfe, die Sie durch nichts begründeten, gemacht haben, darüber möchte ich mit Ihnen sprechen. Wäre ich ein Mann gewesen, so hätte ich Sie ja fordern müssen. Mein Vater war Marburger Teutone, mein Grossvater und Urgrossvater, alle meine Neffen und Onkel sind Korpsstudenten und ich weiss sehr wohl, dass eine Beleidigung dieser Art (handschriftlich geändert) nur bei Männern mit Blut abzuwaschen ist. Sie haben gesagt, und dies hat mich am meisten gekränkt, dass meine 4 1/2 monatliche Kriegsuntersuchungshaft in USA strafverschärfend gewesen ist. Ich habe nach diesem Vorwurf Ihr Amtszimmer verlassen, ich bin ja nur eine Frau, aber Ehrgefühl habe ich auch. Mit deutschem Gruß, Rhoda Erdmann«.[49]

Am 10. Februar 1934 entband Stuckart sie von der Leitung des Instituts und beurlaubte sie. Prof. Dr. Friboes wurde die stellvertretende Leitung übertragen. Den Antrag auf Eröffnung eines Disziplinarverfahrens lehnte Stuckart hingegen ab.

Am 14. Mai 1934 verfügte Achelis, dass Rhoda Erdmanns Versetzung in den Ruhestand nach § 6 GzWBB aufgehoben würde und dass sie auf eigenen Antrag entpflichtet werden und Emeritenbezüge erhalten sollte.

Noch mit einem Schreiben vom 21. Juni 1935[50] wehrte sich Rhoda Erdmann gegen die Entziehung der Lehrbefugnis aus prinzipiellen Gründen und zählte auf, dass der Minister Bernhard Rust – entgegen ihres Wunsches – kein Disziplinarverfahren gegen sie eröffnet habe und dass ein gewisser Oberstaatsanwaltschaftsrat Conradi ihr ein Schreiben gegeben habe, wonach an ihrer »nationalen Gesinnung nicht zu zweifeln war«. Auch die Tatsache, dass sie bis 1929 Mitglied der Deutschen Demokratischen Partei (DDP) gewesen sei, könne nicht entscheidend sein, da sich die Kollegin Hertwig noch 1933 als Abgeordnete habe aufstellen lassen. Dasselbe gelte bezüglich der Tatsache, dass sie eine Frau sei, da Frau Hertwig u. a. weiterhin »ihre Kollegs lesen« dürften. Da sie annehme, dass der Rektor auch ein »gewisses Interesse« an ihr »als Forscher haben könnte«, bat sie um eine Unterredung: »Ich als ältere Gelehrte darf das wohl erbitten, zumal ich seit März im Bett liege.« »Sie wolle in keiner Weise zu denjenigen gerechnet werden, die man auch nur im Geringsten verdächtigen« könne. Ihr Schreiben endete mit »deutschem Gruß«.

Rhoda Erdmann engagierte sich in der Weimarer Republik auch politisch. Bis 1929 war sie Mitglied der DDP, die sich mit der Weimarer Republik identifizierte und in Preußen Teil der Koalitionsregierung mit der SPD und dem Zentrum bildete. Hierfür mag ihre bürgerliche Herkunft aber auch ihre Erfahrung als Wissenschaftlerin im Kaiserreich in der für Frauen nahezu undurchlässigen vordemokratischen Gesellschaft mit ausschlaggebend gewesen sein. Erst in der Weimarer Republik hatte sie sich an einer preußischen Universität habilitieren können.

Aufgrund ihrer eigenen frühen Auslandserfahrung in England und zeitweilig als Lehrerin in Rumänien sowie später in den USA als Wissenschaftlerin und als Vorsitzende der Internationalen Gesellschaft für Zellforschung verfügte sie über zahlreiche Auslandskontakte, die mutmaßlich dazu beigetragen haben, die Entwicklung in Deutschland mit ihrer Hinwendung zu einem aggressiven Nationalismus, Antisemitismus und Rassismus kritischer zu sehen. Der Deutschtümelei stand sie schon während des Ersten Weltkriegs fern. Hinzu mag gekommen sein, dass sie Diskriminierung selbst als Wissenschaftlerin am eigenen Leibe erlebt hatte und daher vielleicht auf die Übergriffe gegen sognenannte nichtarische Kollegen dünnhäutiger reagierte als viele ihrer männlichen Kollegen, die von den »Säuberungen« nicht unmittelbar betroffen waren.

Wie aus einer Aufstellung ihrer »Schüler« deutlich wird, arbeiteten an ihrem Labor zahlreiche ausländische, aber auch jüdische Wissenschaftler. Die von der Gestapo bei ihr im Sommer 1933 sichergestellte Korrespondenz u. a. mit dem »Jewish Refugees Committee« legt nahe, dass sie tatsächlich einigen ihrer jüdischen Kollegen bei der Stellensuche im Ausland geholfen hatte. Ihre Freilassung aus dem Polizeigefängnis im Polizeipräsidium am Alexanderplatz wurde davon abhängig gemacht, dass sie dies künf-

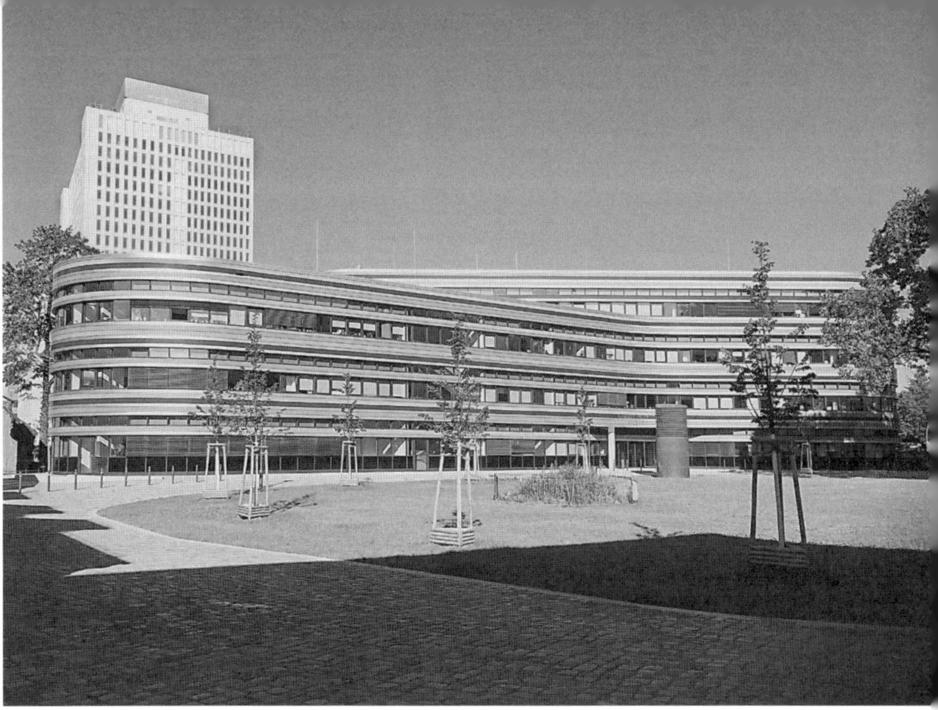

Rhoda Erdmann-Haus der Humboldt-Universität zu Berlin, im Hintergrund das Hochhaus der Charité, 2016

tig unterließ. Immerhin ließ das NS-Regime bzw. das preußische Wissenschaftsministerium sie dann trotz allem am Zellforscherkongress in Cambridge teilnehmen, wohl wissend, dass dort auch jüdische Wissenschaftler vertreten sein würden.

Rhoda Erdmanns zähes Ringen mit der Medizinischen Fakultät und gegen die zahlreichen Hindernisse, die ihr für ihre Spitzenforschung in den Weg gelegt wurden, hatten sie jedoch auch geschwächt und erschöpft. Bereits seit Ende der 1920er-Jahre verzeichnet ihre Personalakte immer wieder Krankschreibungen und Urlaubsgesuche wegen Lungen- und Rippenfellentzündungen und der Notwendigkeit von Kuraufenthalten auf Teneriffa, um ihre Gesundheit wiederherzustellen. In ihrer Wohnung in Berlin-Wilmersdorf in der Nassauischen Straße kümmerte sie sich zudem um ihre kranke Schwester Bertha, eine Ärztin, die sie auch finanziell unterstützen musste. Zermürbt von ihrem zähen Kampf, gesundheitlich angeschlagen – ein Zustand, der sich bei der 63-Jährigen in der Gestapohaft kaum verbessert haben dürfte – und allgemein erschöpft, scheint auch ihr Kampfgeist allmählich abgenommen zu haben. Beim Kampf um ihre Emeritierung anstelle der finanziell ungünstigeren Zwangspensionierung zeigten sich auch bei Rhoda Erdmann Zeichen der Anpassung an die neuen Herrscher: Während sie ihre Schreiben am 25. Dezember 1933 noch mit »vorzüglicher Hochachtung« unterschrieb, verwendete sie zwei Wochen später, am 10. Januar 1934, in einem anderen Schreiben die NS-Grußformel »mit deutschem Gruß«. Wenige Wochen vor ihrem Tod betonte Rhoda Erdmann dann gegenüber dem Rektor, dass an »ihrer nationalen Gesinnung nicht zu zweifeln« sei. Andererseits bot ihr schlechter Gesundheitszustand auch einen offenbar willkommenen Vorwand, sich dem Regime zu entziehen und eine Vorlesung zum Thema »Krebs und Rasse«, die sie zunächst »zur politischen Erziehung der deutschen Studenten« freiwillig übernommen hatte, doch nicht zu lesen. So war sicher auch die Ausnahmegestalt Rhoda Erdmann wohl keine Heldin, sondern schwankte – gesundheitlich schwer angeschlagen und für ihre ebenfalls kranke Schwester verantwortlich – zwischen Anpassung und Trotz.

In der Fachzeitschrift »Nature« erschien am 26. Okober 1935 (S. 672) ein Nachruf auf Rhoda Erdmann von Dame Honor Bridget Fell (1900–1986), einer Zellforscherin und 1928–1970 Leiterin des Strangeways Research Laboratory in Cambridge sowie seit 1953 Fellow of the Royal Society, in dem es am Ende hieß: »The change of government in Germany involved Dr. Erdmann in much hardshipand difficulty, and in 1933 the institute to which she had devoted as much labour and care was closed, and she was pensioned. This was great grief to her as she lived for her scientific work. She was accordingly delighted when in December 1934 the German

Government decided to open another institute for experimental cytology under her directorship. Her health which had troubled her for many years, was failing rapidly, but with undaunted courage and enterprise she began the task of creating her institute anew in a set of empty rooms in a private house. This task she was not destined to complete, and on August 23 she died at the age of sixty four years. Perhaps the quality which most endeared Dr. Erdmann to her friends was her gaillant spirit. Oppressed by burdens of mind and body which many would have found overwhelming, she never lost heart but continued to work and plan for the future with the energy which characterised all she did. To those of us who knew her well, her death in a personal loss.«

## ANMERKUNGEN

1 Für wertvolle Hinweise zur Rolle von Frauen in der europäischen Wissenschaftslandschaft im Allgemeinen und zu Rhoda Erdmann im Besonderen ist der Verfasser Prof. Dr. Annette Vogt (Berlin) zu Dank verpflichtet.
2 Zum Werdegang Rhoda Erdmanns vgl. Koch (1985).
3 Kern (Hg.) (1928), S. 35–54. Die geborene Münchnerin Elga Gundela Kern (1888–1957) studierte Biologie, wurde promoviert und arbeitete als Publizistin und als Übersetzerin für polnische und französische Literatur.
4 Ebenda.
5 Ebenda.
6 Ebenda.
7 von Soden (1913), S. 103.
8 Vgl. Winheim (1992).
9 Kern (Hg.) (1928), S. 35–54.
10 Ebenda.
11 Ebenda.
12 Ebenda.
13 Ebenda.
14 Ebenda.
15 Zu Paula Hertwig (1889–1983): Gerstengarbe (2003); Brill (2005), hier S. 92–94.
16 Erdmann (1930).
17 Paula Hertwig erhielt erst im Juli 1927 die Ernennung zur nichtbeamteten außerordentlichen Professorin, vgl. UAHU, Med. Fak. 1387, Bl. 379 a.
18 Ebenda.
19 Vgl. Schreiben von Rhoda Erdmann an den Dekan der Medizinischen Fakultät vom 9.11.1926, in UAHU, Akten der Medizinischen Fakultät betr. Rhoda Erdmann, Bl. 1 ff.
20 Infolge der Preußischen VO über Gehaltskürzungen vom 13.12.1930 erfolgte zunächst eine Kürzung um 6 Prozent. Die 2. NotVO des Reichspräsidenten über Gehaltskürzungen vom 5.6.1931 (RGBl. I S. 278 ff.) brachte eine weitere Kürzung um 12 Prozent. Nur kurze Zeit später wurde durch die Preußische SparVO vom 12.9.1931 des Besoldungsdienstalter verkürzt und die 3. GehaltskürzungsVO vom 8.12.1931 (PrGesBl. S. 347) erweiterte die Kürzung auf einen Abzug von 21 Prozent. Weitere 5 Prozent wurden nach der Preußischen EinbehaltungsVO vom 8.6.1932 einbehalten.
21 Schreiben von Rhoda Erdmann an den Dekan der Medizinischen Fakultät vom 13.5.1932, in UAHU, Akten der Medizinischen Fakultät betr. Rhoda Erdmann, Bl. 44 ff.

22 Schreiben von Bergmanns an Rhoda Erdmann vom 6.6.1932 in UAHU, Akten der Medizinischen Fakultät betr. Rhoda Erdmann, Bl. 60.

23 Ebenda, S. 320f. Vgl. detaillierte Aufstellung bei: Grüttner/Kinas (2007), hier S. 152f.

24 Der Historiker Horst Möller schätzte bereits 1987, dass insgesamt ungefähr 5.500 Angehörige der wissenschaftlichen und kulturellen Elite aufgrund ihrer »nichtarischen« Herkunft oder ihrer politischen Gegnerschaft zur NS-Diktatur aus dem Reich vertrieben und bis zum Jahr 1939 ca. 45 Prozent aller Universitätsstellen an den deutschen Universitäten neu besetzt wurden. Vgl. Möller (1987), S. 316.

25 Jarausch (1998), S. 114.

26 Vgl. Grüttner/Kinas (2007). Erste Untersuchung zur Entlassungspolitik bereits durch den amerikanischen Soziologen: Hartshorne (1966); Schottländer (1987).

27 Zur Entstehungsgeschichte und zu den Auswirkungen des GzWBB: Mommsen (1966); Merz (1985); Mühl-Benninghaus (1996); Mayer (2010).

28 Die nach dem GzWBB noch im Dienst verbliebenen »nichtarischen oder versippten« Beamten schieden spätestens zur Jahreswende 1935/36 auf der Grundlage der 1. VO zum Reichsbürgergesetz (RBG) vom 14.11. 1935 (RGBl. I, S. 1333f.) aus. § 3 S. 1 dieser VO legte fest, dass nur Reichsbürger, d.h. Staatsangehörige »deutschen oder artverwandten Blutes« ein öffentliches Amt bekleiden konnten. Ein Jude konnte nach § 4 Abs. 1 S. 1 der VO kein Reichsbürger sein, und war nach § 4 Abs. 2 S. 1 der VO bis zum 31.12.1935 in den Ruhestand zu versetzen. Immerhin sollten Frontkämpfer nach S. 2 der Vorschrift bis zur Erreichung der Altersgrenze als Ruhegehalt die vollen zuletzt bezogenen ruhegehaltsfähigen Dienstbezüge erhalten. In einem Runderlass vom 9.12.1935 zu § 4 Abs. 2 der 1. VO zum RBG wies das Reichs- und Preußische Ministerium des Innern (RPrMdI) nochmals ausdrücklich darauf hin, dass die Ausfüllung der Fragebögen zum GzWBB »unverzüglich zu veranlassen« sei; in Zweifelsfällen sei ein Gutachten der Reichsstelle für Sippenforschung einzuholen. Nach »getroffener Feststellung« war der »nichtarische« Beamte »mit tunlichster Beschleunigung« in den Ruhestand zu versetzen. Zudem sollte den Betroffenen »möglichst umgehend« ein Pensionsbescheid erteilt werden. Mit Runderlass vom 20.12.1935 legte das RPrMdI dann fest, dass der »Übertritt« jüdischer Beamter in den Ruhestand *ipso iure* erfolge. Vgl. MBliV Nr. 51, Nr. 52, in: BAB R 1501/5515. Vgl. hierzu: Brechtken/Jasch/Kreutzmüller/Weise (2017).

29 Winau (1994), hier S. 346. Diese Maßnahmen trafen vor allem die nichtverbeamteten Professoren bzw. Privatdozenten. Zur medizinischen Fakultät, s. Hess (2005).

30 Vogt (2005).

31 Die o.a. Tuberkulose-Forscherin Lydia Rabinowitsch-Kempner wurde nach der Machtübernahme als Direktorin der Bakteriologischen Abteilung des Städtischen Krankenhauses Berlin-Moabit 1934 entlassen. Winheim (1992).

32 Schreiben von Rhoda Erdmann an den Dekan der Medizinischen Fakultät vom 22.7.1933, in UAHU, Akten der Medizinischen Fakultät betr. Rhoda Erdmann, Bl. 65 ff.

33 Zur Rolle des preußischen Wissenschaftsministerium: Jasch (2005)

34 GStA PK, I. HA, Rep.76 Va Sekt. 2 Tit IV Nr. 46 Bd. 29, Bl. 150 ff.

35 Vgl. Schleiermacher (2005) sowie: UAHU, UK Z 12 a, Personalakte Zeiss, Bl. 23

36 Schreiben von Achelis an den Dekan der Medizinischen Fakultät vom 12.8.1933, in UAHU, Akten der Medizinischen Fakultät betr. Rhoda Erdmann, Bl. 72. Am 14.8.1933 hatte Achelis zudem das Geheime Staatspolizeiamt Berlin angeschrieben und darum gebeten, über den Stand des Verfahrens unterrichtet zu werden. Handschriftlich vermerkt er am 2.9.1933 nach einem Telefonat mit dem »Stapo-Amt« Berlin, dass sich bei der Gestapo-Untersuchung nichts ergeben hätte, was auf »Gräuelpropaganda« hinweise. »Frau E. hatte aber zahlreiche jüdische Beziehungen und versuchte entlassene Juden im Ausland unterzubringen. Sie hat mir ... [unleserliches Wort: unterschrieben/unterzeichnet?], dass sie die Stellenvermittlung nicht weiter betreiben wird. Daher z.d.A.«, in: GStA PK, I. HA, Rep.76 Va Sekt. 2 Tit IV Nr. 46 Bd. 29, Bl. 178.

37 BA Berlin-Lichterfelde R 26 III/220.

38 Zum erst 31 jährigen Staatssekretär im preuß. Wissenschaftsministerium, Wilhelm Stuckart, vgl. Jasch (2012), Jasch (2013); Jasch (2013); Jasch/Kreutzmüller (2017).

39 Für eine Entlassung nach § 4 GzWBB bestanden – trotz der Verhaftung Erdmanns – aus Sicht des Preußischen Wissenschaftsministeriums hingegen keine hinreichenden Anhaltspunkte. Vgl. GStA PK, I. HA, Rep 76 Va Sekt. 2 Tit IV Nr. 46 adhc Bd. II.

40 Schreiben des PMKWV an den Dekan der Medizinischen Fakultät vom 24.11.1933, in: UAHU, Akten der Medizinischen Fakultät betr. Rhoda Erdmann, Bl. 83.

41 Vgl. Klee (2003).

42 Das GzWBB knüpfte an auf der Verbandsebene seit den 20er Jahren bestehende Regelungen an. So hatte bspw. Der »Stahlhelm« für seine 400.000 Mitglieder im Jahre 1924 einen Arierparagraphen eingeführt, der selbst »hochdekorierte« jüdische Frontkämpfer ausschloss. Ebenso galten für den Deutschnationalen Handlungsgehilfenverband mit ebenfalls 400.000 Mitgliedern, den Reichslandbund oder den Deutschen Turnerbund sowie viele weitere Organisationen Arierparagraphen, vgl. Herbert (2001), S. 35. Die »Abweichungen« von der Reichsverfassung waren formell durch das sog. Ermächtigungsgesetz, das

Gesetz zur Behebung der Not von Volk und Reich vom 24.3.1933 (RGBl. I, S. 141) gedeckt.

43 Der – der Sprachwissenschaft entlehnte – Begriff »Arier« bzw. »nichtarische Abstammung« wurde nur wenige Tage später in der ersten Durchführungsverordnung (1. DVO) zum GzWBB vom 11. April 1933 (RGBl. I, S. 195) näher definiert, wodurch eine einheitliche Handhabung des Gesetzes sichergestellt werden sollte.Zu § 3 des GzWBB wurde in der 1. DVO bestimmt: »(1) Als nichtarisch gilt, wer von nicht arischen, insbesondere jüdischen Eltern oder Großeltern abstammt. Es genügt, wenn ein Elternteil oder ein Großelternteil nicht arisch ist. Dies ist insbesondere dann anzunehmen, wenn ein Elternteil oder ein Großelternteil der jüdischen Religion angehört hat. (2) Wenn ein Beamter nicht bereits am 1. August 1914 Beamter gewesen ist, hat er nachzuweisen, dass er arischer Abstammung oder Frontkämpfer, der Sohn oder Vater eines im Weltkriege Gefallenen ist. Der Nachweis ist durch die Vorlegung von Urkunden (Geburtsurkunde und Heiratsurkunde der Eltern, Militärpapiere) zu erbringen. (3) Ist die arische Abstammung zweifelhaft, so ist ein Gutachten des beim Reichsministerium des Innern bestellten Sachverständigen für Rassenforschung einzuholen.« Diese Definition macht deutlich, dass es sich, streng genommen, gar nicht um eine »rassische« – oder in der Terminologie der NS-Zeit: »blutsmäßige«– Begründung, sondern im Prinzip um eine Mischung aus Religion und Abstammung handelte, die für das weitere berufliche Schicksal des Betroffenen ausschlaggebend war. Nur in Zweifelsfällen sollte ein »Rassengutachten« für die Einstufung als »nichtarisch« ausschlaggebend sein. Die Beamten des RMdI hatten sich bei ihrer Formulierung an Nr. 4 des Parteiprogramms der NSDAP vom 24.2.1924 orientiert: »Staatsbürger kann nur sein, wer Volksgenosse ist. Volksgenosse kann nur sein, wer deutschen Blutes ist, ohne Rücksichtnahme auf Konfession (Herv. durch Verf.). Kein Jude kann daher Volksgenosse sein.«

44 Johann Baptist Seel, Das Gesetz zur Wiederherstellung des Berufsbeamtentums, in: Deutsches Beamtenrecht 1933, S. 9f.

45 Zum »Frontkämpferprivileg«, vgl. das Schreiben Hindenburgs an Hitler vom 4.4.1933 und das Antwortschreibens von Hitler bei: Hubatsch (1966), S. 375–377.

46 Von den drei politischen Tatbeständen, die mit den §§2, 2a und 4 GzWBB geschaffen worden waren, besaß im Hochschulbereich nur § 4 GzWBB größere Relevanz. §2 GzWBB, der die Entlassung von Beamten vorsah, die nach dem 9. November 1918 in das Beamtenverhältnis eingetreten waren, ohne die für ihre Laufbahn übliche Vorbildung oder sonstige Eignung zu besitzen (»Revolutions- und Parteibuchbeamte«), fand bei der Durchführung des GzWBB an den Hochschulen keinerlei Anwendung. Die Bedeutung von §2a, erst nachträglich mit Gesetz vom 20. Juli 1933 eingeführt und die Entlassung von

»Kommunisten« regelnd, war angesichts von nur zwei Entlassungen im Bereich der Hochschulen ebenfalls marginal. Unter § 4 GzWBB fielen Mitglieder der SPD, der DDP oder des Zentrums und sogenannte »politische Beamte«, aber auch Mitglieder des Reichsbanners Schwarz-Rot-Gold, der Eisernen Front, des Republikanischen Richterbundes oder der Liga für Menschenrechte.

47 Caplan (1977), hier S. 720 f., hat darauf hingewiesen, dass §§ 5 und 6 GzWBB sehr viel häufiger Anwendung fanden, als §§ 2–3 des GzWBB und die Grundlage für eine noch viel weitergehende Um- und Neugestaltung der Verwaltung schufen.

48 Schreiben Rhoda Erdmanns an den Dekan der Medizinischen Fakultät vom 25.12.1933, in: UAHU, Akten der Medizinischen Fakultät betr. Rhoda Erdmann, Bl. 84 f.

49 Prof. August Bier (1861–1949) war 1932 emeritiert worden.

50 Schreiben Rhoda Erdmanns an den Dekan der Medizinischen Fakultät vom 21.6.1935, in: UAHU, Akten der Medizinischen Fakultät betr. Rhoda Erdmann, Bl. 84 f. Bl. 16 f.

# LITERATUR

Brechtken/Jasch/Kreutzmüller/Weise (2017): Magnus Brechtken, Hans-Christian Jasch, Christoph Kreutzmüller und Niels Weise (Hrsg.), Die Nürnberger Gesetze – 80 Jahre danach. Vorgeschichte, Entstehung, Auswirkungen, Darmstadt 2017.

Brill (2005): Werner Brill, Die Rassenhygiene im akademischen Unterricht an der Berliner Universität, in: Christoph Jahr unter Mitarbeit von Rebecca Schaarschmidt (Hg.), Die Berliner Universität in der NS-Zeit. Band I: Strukturen und Personen. Wiesbaden/Stuttgart 2005, S. 89–98.

Caplan (1977): Jane Caplan, The Politics of Administration, in: The Historical Journal 20 (1977), S. 707–736.

Erdmann (1930): Rhoda Erdmann: Praktikum der Gewebepflege oder Explantation besonders der Gewebezüchtung, 2. Aufl. Berlin 1930.

Gerstengarbe (2003): Sybille Gerstengarbe: (…) kenntnisreich, überlegt, kritisch gut veranlagt und von guter Darstellungsgabe' – die Genetikerin Paula Hertwig, in: Biospektrum 9 (2003) S. 378–380.

Grüttner/Kinas (2007): Michael Grüttner und Sven Kinas, Die Vertreibung von Wissenschaftlern aus deutschen Universitäten 1933–1945, in: Vierteljahrshefte für Zeitgeschichte 55 (2007), S. 123–186.

Hartshorne (1937): Edward Y. Hartshorne, The German Universities and National Socialism, London 1937

Herbert (2001): Ulrich Herbert (Hg.), Nationalsozialistische Vernichtungspolitik 1939–1945, Frankfurt am Main 2001.

Hess (2005): Volker Hess, »Es hat natürlich alles nur Sinn, wenn man sich der Resonanz des Ministeriums sicher ist.« Die medizinische Fakultät im Zeichen der »Führeruniversität«, in: Christoph Jahr unter Mitarbeit von Rebecca Schaarschmidt (Hrsg.), Die Berliner Universität in der NS-Zeit. Band I: Strukturen und Personen. Wiesbaden/Stuttgart 2005, S. 37–48.

Hubatsch/Hindenburg (1966): Walter Hubatsch und Paul von Hindenburg (Hg.), Hindenburg und der Staat. Aus den Papieren des Generalfeldmarschalls und Reichspräsidenten von 1878 bis 1934, Göttingen 1966.

Jarausch (1998): Konrad H. Jarausch, Die Vertreibung der jüdischen Studenten und Professoren von der Berliner Universität unter dem NS-Regime, in: Jahrbuch für Universitätsgeschichte 1 (1998), S. 112–133.

Jasch (2005): Hans-Christian Jasch, Das preußische Kultusministerium und die ›Ausschaltung‹ von ›nichtarischen‹ und politisch missliebigen Professoren an der Berliner Universität in den Jahren 1933 bis 1934 aufgrund des Gesetzes zur Wiederherstellung des Berufsbeamtentums vom 7. April 1933, in: Forum Iuris Historiae, 2005 (FHI) (www.forhistiur.de/zitat/0508jasch.htm; abgerufen am 1.9.2017).

Jasch (2012): Hans-Christian Jasch, Staatssekretär Dr. Wilhelm Stuckart (1902–1953) und die Judenpolitik. Der Mythos von der sauberen Verwaltung, München 2012.

Jasch (2013): Hans-Christian Jasch, Behördliche Abstimmung zur Vorbereitung von Deportation und Völkermord, in: Norbert Kampe und Peter Klein (Hg.), Die Wannsee-Konferenz am 20. Januar 1942. Dokumente, Forschungsstand, Kontroversen, Köln/Weimar/Wien 2013, S. 276–302.

Jasch (2017): Hans-Christian Jasch, Civil Service Lawyers and the Holocaust: The Case of Wilhelm Stuckart, in: Alan E. Steinweis und Robert D. Rachlin (Hg.), The Law in Nazi Germany. Ideology, Opportunism and the Perversion of Justice, New York/Oxford 2013, S. 37–61.

Jasch/Kreutzmüller (2017): Hans-Christian Jasch und Christoph Kreutzmüller (Hg.), Die Teilnehmer – Die Männer an der Wannsee-Konferenz, Berlin 2017.

Kern (1928): Elga Kern (Hg.), Führende Frauen Europas, Band 1, München 1928, S. 35–54. Hier wiedergegeben nach dem von Margarete Maurer 1995 editorisch bearbeiteten und mit Anmerkungen versehenen Abdruck in: Margarete Maurer/Gerda Freise/Patricia Hynes: Forschen Frauen anders? AnSÄTZE – AnSPRÜCHE – AnFORDERUNGEN von Frauen in den Naturwissenschaften (Arbeitspapiere aus dem Rosa-Luxemburg-Institut 3), Wien 1998 (auch unter: http://d.pcnews.at/ins/pcn/070/001900/main.htm#_edn37; Zugriff am 1.9.2017); dort auch die zitierten Passagen. Vgl. auch in erweiterter Form: Führende Frauen Europas, neue Folge, in fünfundzwanzig Selbstschilderungen, hrsg. und eingeleitet von Elga Kern, München 1930; außerdem: Bettina Conrad und Ulrike Leuschner (Hgg.): Führende Frauen Europas: Elga Kerns Standardwerk von 1928/1930, München/Basel 1999.

Klee (2003): Ernst Klee, Das Personenlexikon zum Dritten Reich. Wer war was vor und nach 1945? Frankfurt am Main 2003.

Koch (1985): Sabine Koch: Leben und Werk der Zellforscherin Rhoda Erdmann (1870–1935). Diss. med. Marburg 1985.

Mayer (2010): Michael Mayer, Staaten als Täter. Ministerialbürokratie und »Jundenpolitik« in NS-Deutschland und Vichy-Frankreich, München 2010. S. 74–105.

Merz (1985): Hans Georg Merz, Beamtentum und Beamtenpolitik in Baden, Freiburg/München 1985, S. 276–292.

Möller (1987): Horst Möller: »Wissensdienst für die Volksgemeinschaft«. Bemerkungen zur nationalsozialistischen Wissenschaftspolitik, in: Wolfgang Treue/Karlfried Gründer (Hrsg.): Berlinische Lebensbilder. Wissenschaftspolitik in Berlin. Minister, Beamte, Ratgeber, Berlin 1987, S. 308–324.

Mommsen (1966): Hans Mommsen, Beamtentum im Dritten Reich. Mit ausgewählten Quellen zur nationalsozialistischen Beamtenpolitik, Stuttgart 1966, S. 39–60.

Müller-Benninghaus (1966): Siegrun Mühl-Benninghaus, Das Beamtentum in der NS-Diktatur bis zum Ausbruch des 2. Weltkrieges, Düsseldorf 1996, S. 17–90.
Pross (1966): Helge Pross, Die geistige Enthauptung Deutschlands: Verluste durch Emigration, in: Universitätstage 1966. Nationalsozialismus und die deutsche Universität, Berlin 1966, S. 143–155.
Schleiermacher (2005): Sabine Schleiermacher, Der Hygieniker Heinz Zeiss und sein Konzept der »Geomedizin des Ostraums, in: Rüdiger vom Bruch unter Mitarbeit von Rebecca Schaarschmidt (Hg.): Die Berliner Universität in der NS-Zeit. Band II: Fachbereiche und Fakultäten, Wiesbaden/Stuttgart 2005, S. 17–34.
Schottländer (1988): Rudolf Schottländer, Verfolgte Berliner Wissenschaft, Berlin 1988.
Seel (1933): Johann Baptist Seel, Das Gesetz zur Wiederherstellung des Berufsbeamtentums, in: Deutsches Beamtenrecht 1933.
Strauss/Buddensieg/Düwell (1987); Herbert A. Strauss/Tilmann Buddensieg/Kurt Düwell (Hg.), Emigration. Deutsche Wissenschaftler nach 1933. Entlassung und Vertreibung, Berlin 1987.
Vogt (2005): Annette Vogt, Vom Fleiß und Sachverstand. Studentinnen und Akademikerinnen an der Mathematisch-Naturwissenschaftlichen Fakultät, in: Christoph Jahr unter Mitarbeit von Rebecca Schaarschmidt, Die Berliner Universität in der NS-Zeit. Band I: Strukturen und Personen, Wiesbaden/Stuttgart 2005, S. 179–191.
von Soden (1913): Rhoda Erdmann, Die Zoologin und die Botanikerin, in: Eugenie von Soden, Das Frauenbuch. Frauenberufe und Ausbildungsstätten, Stuttgart 1913, S. 103–106.
Winau (1994): Rolf Winau, »Berliner Medizin – Kontinuitäten und Brüche«, in: Wolfram Fischer u. a. (Hg.): Exodus der Wissenschaften aus Berlin. Fragestellungen, Ergebnisse, Desiderate. Entwicklungen vor und nach 1933, Berlin/New York 1994, S. 343–354
Winheim (1992): Rosa M. Winheim: Lydia Rabinowitsch-Kempner. Ein Portrait, in: Ariadne, H. 21, Mai 1992, S. 68–71.

## ABBILDUNGSNACHWEIS

Archiv des Autors 8 rechts
bpk / Kunstbibliothek, SMB Umschlagseite vorn
Honor Fell Archive, PP/HBF/D/25 19
Staatsbibliothek zu Berlin 9, 23
Stuzke, Silke (HU Berlin) 35
ullstein Bild/Getty Images 7 rechts
Humboldt-Universität/Universitätsarchiv 13 (Philosophische Fakultät I, Nr. 1236, Habilitationen, Bl. 312), 21 (UK Personalia E 84, Rhoda Erdmann, Deckblatt bzw. Bl. 83), 25 (Personalakte Rhoda Erdmann), 27 (Personalakte Rhoda Erdmann), 31 (Personalakte Rhoda Erdmann)
Vossische Zeitung vom 1. November 1931 15, 16, 17

## DER AUTOR

*Hans-Christian Jasch* ist Jurist und Rechtshistoriker. Nach einer beruflichen Laufbahn beim Bundesministerium des Innern und der Europäischen Kommission wurde er im Mai 2014 Direktor der Gedenk- und Bildungsstätte Haus der Wannsee-Konferenz. Er ist Autor einer Reihe von Veröffentlichungen zur Verwaltungsgeschichte im »Dritten Reich« und hat eine biographische Untersuchung zum Staatssekretär im Reichsministerium des Innern, Wilhelm Stuckart, verfasst.

## HEFTE ZUR GESCHICHTE DER CHARITÉ – UNIVERSITÄTSMEDIZIN BERLIN

### Heft 1

Thomas Beddies
**Traditionsbruch ohne Neuanfang**
Die I. Chirurgische Klinik der Berliner Universität im »Dritten Reich«
48 S., 7,– €, ISBN 978-3-95410-205-1

### Heft 2

Hans-Christian Jasch
**Rhoda Erdmann (1870–1935)**
Leben und Karriere einer frühen Krebsforscherin zwischen internationaler Anerkennung und nationaler Marginalisierung
48 S., 7,– €, ISBN 978-3-95410-206-8

### Heft 3

Judith Hahn
**Der Sportmediziner und Chirurg Karl Gebhardt und die Berliner Universität**
*(In Vorbereitung)*

### Heft 4

Heinz-Peter Schmiedebach
**Die Psychiatrische und Nervenklinik der Charité im Nationalsozialismus**
*(In Vorbereitung)*

### Heft 5

Andreas Winkelmann
**300 Jahre Berliner Anatomie 1713–2013**
*(In Vorbereitung)*

### Heft 6

Lisa Glauer und Wolfgang Knapp
**Kunst im Kontext**
Die künstlerische Gestaltung des GeDenkOrts Charité
*(In Vorbereitung)*